Martin Spring

Die Entstehung von Krankheiten. Ursache-Folge-Ketten

Martin Spring

Die Entstehung von Krankheiten

Ursache-Folge-Ketten

Deutscher Wissenschafts-Verlag (DWV)
Baden-Baden

Umschlaggestaltung
DWV in Zusammenarbeit mit dem Autor und der Oculus Illustration GmbH, Zürich

Bibliografische Information Der Deutschen Nationalbibliothek
Die Deutsche Nationalbibliothek verzeichnet diese Publikation in der Deutschen Nationalbibliografie; detaillierte bibliografische Daten sind im Internet über http://dnb.dnb.de abrufbar.

Bibliographic information published by Die Deutsche Nationalbibliothek
Die Deutsche Nationalbibliothek lists this publication in the Deutsche Nationalbibliografie; detailed bibliographic data are available in the Internet at http://dnb.dnb.de.

Information bibliographique de Die Deutsche Nationalbibliothek
Die Deutsche Nationalbibliothek a répertorié cette publication dans la Deutsche Nationalbibliografie; les données bibliographiques détaillées peuvent être consultées sur Internet à l'adresse http://dnb.dnb.de.

1. Auflage
Gedruckt auf alterungsbeständigem, chlorfrei gebleichtem Papier

Deutscher Wissenschafts-Verlag (DWV)®
Postfach 11 01 35
D–76487 Baden-Baden

www.dwv-net.de
www.UniversityPress.de

ISBN: 978-3-86888-187-5

Inhaltsverzeichnis

Bemerkung ***3***

1 Vorwort ***4***

2 Einleitung ***6***

3 Was ist Gesundheit? ***7***

3.1 Das Fass der Gesundheit 12

4 Ursache-Folge-Ketten (UFK) ***15***

4.1 Was sind Ursache-Folge-Ketten (UFK)? 17

4.2 Dysfunktionen und Kompensationen 19

4.3 Pathogenese der Funktionsstörungen 22

4.4 Posturologie und Typologie 23

4.5 Strukturell oder funktionell? 24

4.6 Pathologien und Dysfunktionen 26

5 Biomechanische Ketten ***28***

5.1 Flexions- / Extensions-Kette 29

5.2 Rotations-Kette 32

5.3 Seitneigungs-Kette 36

5.4 Diagnosemöglichkeiten für biomechanische Ketten 38

5.5 Behandlungsmöglichkeiten für biomechanische Ketten 39

5.6 Pivot-Kette 40

6 Fasziale Ketten ***45***

6.1 Faszien 45

6.2 Superfiziale posteriore und anteriore Kette 53

6.3 Superfiziale posteriore Kette 55

6.4 Superfiziale anteriore Kette 61

6.5 Laterale superfiziale Kette 68

6.6 Superfiziale Rotations-Kette 72

6.7 Behandlungsmöglichkeiten für alle superfizialen Ketten 76

6.8 Profunde anteriore Kette 77

6.9 Profunde laterale Kette 79

6.10 Fasziale Arm-Ketten 83

6.11 Superfiziale posteriore Arm-Kette 83
6.12 Superfiziale anteriore Arm-Kette 86
6.13 Kongestions-Kette 90

7 Prävention ***94***
7.1 Bewegung 94
7.2 Haltung 102

8 Vaskuläre Ketten ***105***
8.1 Obere Extremitäten – Thoracic-Outlet-Syndrom 105
8.2 Untere Extremitäten 106
8.3 Ursachen und Prävention 107

9 Metabole Ketten ***108***
9.1 Was ist der Metabolismus? 108
9.2 Entstehung von metabolen Ketten 108
9.3 Ernährung 109
9.4 Trinken 113
9.5 Atmung 114
9.6 Übersäuerung (Azidose) 118

10 Psycho-emotionale Ketten ***120***
10.1 Stress 121
10.2 Prävention und Behandlung 124
10.3 Emotionen 125

11 Neurologische Ketten ***127***
11.1 Beispiele für neurologische Ketten 129

12 Leistungssport ***131***

13 Babys und Kleinkinder ***134***

14 Was ist Osteopathie? ***137***
14.1 Osteopathie ist Medizin 137
14.2 Osteopathie geht an die Ursache 138

15 Über den Autor und functiomed ***139***

16 Glossar ***141***

Bemerkung

Aus Gründen der einfacheren Lesbarkeit verwenden wir manchmal nur die männliche Form, manchmal nur die weibliche, und wo es sich anbietet, beide Formen.

1 Vorwort

Warum braucht es überhaupt ein Buch über Ursache-Folge-Ketten (UFKs)? Dies wird sicher schon im Haupttitel erkennbar sein: «Die Entstehung von Krankheiten»! Vernetztes Denken ist grundsätzlich sehr wichtig, ganz besonders in der Medizin, wo es um die Gesundheit geht, das höchste Gut eines Menschen. Leider kommt dieses Denken aber gerade dort oft zu kurz oder fehlt gänzlich. Mit der Beschreibung von Ursache-Folge-Ketten versuche ich, ganz bewusst gegenzusteuern. Medizinische Fachleute sowie Patientinnen und Patienten sollten sich wieder mehr fragen, wie eine Krankheit entsteht und was die Ursachen von Symptomen sind. Das vorliegende Buch bietet eine Hilfe, um diesen Fragen auf den Grund zu gehen.

Über die Jahre hinweg habe ich Tausende von Menschen behandelt, darunter viele Topkräfte aus Wirtschaft und Politik sowie nationale und internationale Spitzensportlerinnen und -sportler. Ich habe mir ein Erfahrungswissen angeeignet, das ich nach der Redensart «Geteiltes Wissen ist doppeltes Wissen» in Form dieses Buches gerne mit Fachleuten, Patienten sowie Studentinnen und Studenten teile.

2005 habe ich die Firma «*functiomed* | Zentrum für funktionelle Medizin» mitbegründet, in der dieses Credo und die übergreifende Zusammenarbeit seither gelebt und gefördert werden. Unter einem Dach arbeiten hier Osteopathen Hand in Hand mit Schulmedizinern wie Chirurgen, Orthopäden oder Sportmedizinern sowie Therapeuten verschiedenster Fachrichtungen wie Physiotherapie, Akupunktur, Homöopathie, medizinische Massage, Ernährungsberatung, Mikronährstoffberatung oder Mental Coaching. Wir zielen mit unserer Arbeit darauf ab, dass unsere Patientinnen und Patienten möglichst schnell und nachhaltig gesund werden.

Seit 2014 doziere ich als assoziierter Professor für Osteopathie an einem Masterstudiengang in der Schweiz, und diese Arbeit ist der zweite wichtige Grund für das vorliegende Buch. Immer wieder beantworte ich die gleichen Fragen von Studentinnen und Studenten und kann selten auf eine Literaturquelle verweisen, welche die Inhalte in jener Form darstellt, wie es meinem Wissen entspricht und im vorliegenden Buch umgesetzt worden ist.

Gerade weil sich das Buch auch an Laien und angehende Fachleute wendet, ist es so einfach und verständlich wie möglich geschrieben, ohne jedoch beim Hauptthema Ursache-Folge-Ketten fachliche Kompromisse eingegangen zu sein. In weniger zentralen Bereichen kann es hingegen sein, dass ich mir zu Gunsten der Verständlichkeit die eine oder andere fachliche Unschärfe erlaubt habe, das möge man mir verzeihen.

«Nimmst du dir heute keine Zeit für deine Gesundheit, musst du dir Morgen Zeit nehmen für das Kranksein.»

Sebastian Kneipp

Zürich, 12.07.2022

Assoziierter Professor Martin Spring
Osteopath D.O. Msc.Ost.Med.
CEO / Owner functiomed GmbH

2 Einleitung

Osteopathie versteht sich nicht als isolierte medizinische Disziplin, sondern versucht, Pathologien (Krankheitsbilder) in einem grösseren Zusammenhang zu verstehen. Deshalb wird bei einigen Kapiteln zuerst ein gewisses Mass an Grundlagenwissen präsentiert, damit Sie liebe, Leserin und lieber Leser, die Zusammenhänge nachvollziehen können. So finden sich beispielsweise vorgängig zu den faszialen Ketten einige Ausführungen zu den Faszien, und die metabolen Ketten werden mit wichtigen Fakten zum Thema Ernährung eingeleitet. Diese Einleitungen können aus nachvollziehbaren Gründen nicht allzu ausführlich sein, das würde den Rahmen des Buches sprengen. Wer über ein gewisses Thema mehr wissen möchte, sollte sich entsprechende Literatur besorgen.

Wie im Vorwort angesprochen, wende ich mich mit diesem Buch nicht nur an Fachpersonen, sondern möchte auch von Laien verstanden werden. Insbesondere wenn es um Anatomie geht, habe ich jedoch durchgängig die üblichen Fachbegriffe verwendet, diese aber jeweils übersetzt und / oder im Glossar (Kapitel 17) erklärt.

Nach einer kurzen Einleitung über Gesundheit im Allgemeinen geht es ab dem Kapitel «Ursache-Folge-Ketten» *in medias res*. Verfügen Sie über medizinisches Vorwissen, können Sie direkt dort einsteigen.

Überfliegt man das Inhaltsverzeichnis, könnte man sich fragen, mit welcher Begründung die beiden Kapitel «Leistungssport» sowie «Babys und Kleinkinder» in diesem Buch inkludiert worden sind. Überspitzt ausgedrückt geht es in beiden Gruppen um «die letzte Hoffnung». Im Leistungssport ist die Dichte derart hoch, dass oft Details über Sieg oder Niederlage entscheiden. Die Auflösung einer vorhandenen Ursache-Folge-Kette (UFK) kann diesen Unterschied ausmachen. Bei den Babys und Kleinkindern sind es mehr die übermüdeten und gestressten Eltern, die teilweise seit Wochen nicht mehr richtig geschlafen haben und nicht wissen, was ihr Kind hat. Sehr oft steckt eine UFK dahinter, die in diesem Alter in der Regel schnell gelöst werden kann.

Abschliessend möchte ich erwähnen, dass sich das vorliegende Buch nicht um Osteopathie an sich dreht, das ist auch nicht nötig, dazu gibt es genügend und gute Literatur. Sollte Ihnen diese Disziplin völlig fremd sein, empfiehlt es sich, zuerst das Kapitel 14 «Was ist Osteopathie?» zu lesen, es umreisst kurz und knackig die wichtigsten Punkte.

Steigen wir nun mit einigen grundlegenden Gedanken ein, damit Sie verstehen, was Gesundheit überhaupt ist, und nutzen dies als Basis für das Hauptthema «Ursache-Folge-Ketten»

3 Was ist Gesundheit?

Haben Sie sich diese Frage auch schon gestellt? Auf den ersten Blick scheint sie sehr einfach. Ist es aber nicht. Befragen Sie zehn Menschen, was sie darunter verstehen, werden Sie keine zwei deckungsgleichen Antworten bekommen. Am Wort an sich kann es nicht liegen, das ist einfach verständlich. Um einen Schritt weiter zu kommen, schauen wir, was die Weltgesundheitsorganisation (WHO) dazu sagt: «Gesundheit ist ein Zustand des vollständigen körperlichen, geistigen und sozialen Wohlergehens und nicht nur das Fehlen von Krankheit oder Gebrechen». Schon dieses Zitat lässt erahnen, dass das Thema Gesundheit wesentlich vielschichtiger ist als es üblicherweise verstanden wird.

Gesundheit fällt nicht vom Himmel. Viele Menschen leiden unter Beschwerden am Bewegungsapparat, wie zum Beispiel Arthrose, Rückenschmerzen oder Osteoporose. Gemäss «Rückenreport Schweiz 2020» der Rheumaliga Schweiz ist Rheuma die Volkskrankheit Nummer 1. Rund ein Fünftel aller Einwohnerinnen und Einwohner leidet darunter, was neben dem individuellen Leid, das nicht mit Zahlen zu beziffern ist, zu jährlichen Kosten (Behandlung und Arbeitsausfall) von geschätzten 5 Milliarden Franken führt. Nach der Volkskrankheit Nummer 1 zur Todesursache Nummer, den Herz-Kreislauf-Erkrankungen. Dazu gehören beispielsweise Bluthochdruck oder Herzinfarkt.

Einen traurigen Anstieg haben in den letzten Jahrzehnten die Stoffwechselstörungen verzeichnet. So ist die Anzahl Menschen mit einer Diabeteserkrankung im Jahr 2017 auf einen Höchststand von 4,4 Prozent der Bevölkerung geklettert. 2007 waren es noch 3,4 Prozent gewesen. Das entspricht einer Zunahme von fast 30 Prozent innert zehn Jahren.

Hinzu kommen psychische Probleme, die sich beispielsweise in Schlafstörungen, Stress, Burnout oder sogar Depressionen äussern können. Deren Anzahl ist so stark gestiegen, dass gemäss einer SECO-Studie von 2003 dafür jährliche Kosten von 4.2 Milliarden Franken anfallen. Diese Zahlen sind in den vergangenen rund zwei Jahrzehnten mit Sicherheit weiter angestiegen, und auch hier gilt, dass menschliches Leid nicht monetarisiert werden kann, aber dazugerechnet werden muss.

Die aufgeführten Beispiele verdeutlichen, dass Gesundheit ein eminent wichtiges Thema in der Gesellschaft ist und unmöglich von einem einzigen Faktor abhängt, sondern von vielen sich gegenseitig beeinflussenden. Wir werden diese im Laufe des Buches vertieft betrachten.

In diesem einführenden Kapitel möchte ich einen Überblick über massgebliche Einflussfaktoren bieten, um ein gewisses Grundverständnis der Zusammenhänge zu schaffen, damit wir weiter hinten im Buch in die Tiefe abtauchen können.

Um die einzelnen Aspekte der Gesundheit im Zusammenhang zu verstehen, habe ich eine «Gesundheits-Pyramide» entworfen. Sie zeigt, wie die Aspekte aufeinander aufbauen. Es ist mir bewusst, dass dieses Modell aus wissenschaftlicher Sicht kritisiert werden kann. Das nehme ich gerne in Kauf, geht es mir doch mit diesem Buch nicht um eine wissenschaftliche Arbeit, sondern darum, auch von Menschen verstanden zu werden, die kein oder nur wenig medizinisches Vorwissen mitbringen.

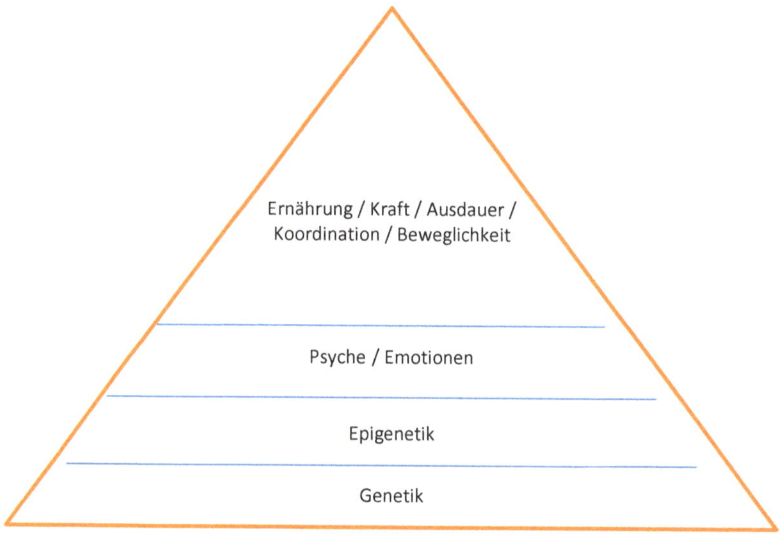

Abb. 1: Die Gesundheits-Pyramide nach Martin Spring

Das Fundament für unsere Gesundheit bildet – wenig verwunderlich – die Genetik. Darauf aufbauend folgt die Epigenetik, dann kommen Psyche und Emotionen und ganz zuoberst in der Pyramide stehen Ernährung, Kraft, Ausdauer, Koordination und Beweglichkeit.

Die Aspekte Genetik und Epigenetik betrachten wir an dieser Stelle genauer, die anderen jeweils bei der zugehörigen Ursache-Folge-Kette (UFK).

Genetik – was festgelegt ist

«Ich kann nichts dafür, das habe ich von meiner Mutter geerbt». Kennen Sie Aussagen dieser Art? Immer wenn jemand so redet, bezieht er sich auf die Genetik, das heisst die Vererbung. Sie ist tatsächlich einer der bestimmenden Faktoren für unsere Gesundheit.

Menschen werden nun einmal mit unterschiedlichen Voraussetzungen geboren. Der eine spielt Eishockey, knallt mit dem Kopf in die Bande, steht auf, schüttelt sich kurz und spielt weiter, die andere dreht nur etwas zu schnell den Kopf und schon sind drei Wirbel blockiert. Die eine macht nie etwas für die Beweglichkeit und hebt auch mit 70 noch problemlos und schwungvoll etwas vom Boden auf, der andere absolviert brav seine Übungen und schafft das Gleiche schon mit 60 nicht mehr. Der Nachbar isst sich ohne negative Konsequenzen quer durch alles Ungesunde, und selbst leidet man unter einem Reizdarm. Die Schwester hat oft Kopfschmerzen, der Bruder kann nur schlecht bergab wandern. Die Aufzählung könnte endlos fortgeführt werden. Es gibt genetische Voraussetzungen, die von Mensch zu Mensch unterschiedlich und nur schwer zu ändern sind. Aus meiner beruflichen Erfahrung (nicht wissenschaftlich untersucht) liegt deren Anteil an unserer Gesundheit bei etwa 60 Prozent. Das kann man akzeptieren oder sich darüber aufregen, ändern lässt es sich nicht.

Das Einzige, was ich mit dieser Aussage erreichen möchte ist, dass wir diese Tatsache akzeptieren. Akzeptanz ist in diesem Fall sehr wichtig. Immer wieder erlebe ich, wie viele Patienten Mühe haben, dies zu verstehen, sich hinterfragen und Gründe für ihre Problematik suchen. Einige und nicht wenige fallen damit sogar in eine Depression und verlieren sich mit ihrem Problem. Die Rückenschmerzen werden langsam, aber sicher zu einem grossen Problem!

60 Prozent ist viel, aber nicht alles. Immerhin sind rund 40 Prozent beeinflussbar, und woher diese kommen, das schauen wir auf den folgenden Seiten etwas genauer an.

Epigenetik – das Gedächtnis unserer Zellen

Im vorangegangen Unterkapitel haben wir gesehen, dass die Gene einen wesentlichen Teil unserer Gesundheit ausmachen. Die Ansicht hingegen, dass Gene unser Leben komplett steuern und alles vorgeben, ist zwar immer noch weit verbreitet, aber zu statisch und längst überholt. In der Wissenschaft ist die folgende Aussage mittlerweile unbestritten:

«Nicht die Gene steuern uns, wir steuern unsere Gene».

Womöglich sorgt diese Aussage für Verwirrung bei Ihnen und Sie fragen sich, was tatsächlich stimmt. Um Klarheit zu schaffen, müssen wir zurück ins Jahr 2001. Damals hat man den genetischen Code und damit die Erbsubstanz des Menschen entschlüsselt und das Gefühl gehabt, man sei am Ziel und wisse alles. Wie sich herausgestellt hat, ein ziemlicher Trugschluss. Die entschlüsselten rund 30.000 Gene haben das menschliche Leben bei weitem nicht in all seinen Facetten erklären können.

Professor Dr. med. Jürg Spitz (Facharzt für Nuklearmedizin, Ernährungs- und Präventionsmediziner, Gründer der Deutschen Stiftung für Gesundheitsinformation und Prävention sowie der Akademie für menschliche Medizin, Autor und Herausgeber mehrerer Bücher) vergleicht die Gene mit einem Kochbuch. Wie wir wissen, kann dieses nicht selbst kochen, es dient lediglich als Anleitung, wie etwas getan werden soll. Ebenso sind die Gene nur als Anleitung zu verstehen oder als Verzeichnis aller Leistungen, die eine Zelle erbringen könnte. Diese entscheidet selbst, welche der Leistungen sie umsetzt und was sie dafür braucht.

Damit sie einfacher damit klarkommt, steckt sie «Lesezeichen» in das Kochbuch oder eben auf die Gene. Die korrekte Bezeichnung für diese «Lesezeichen» lautet Epigenetik, was bedeutet, «auf die Gene draufgepflanzt». Diese «Lesezeichen» sind Zusatzinformationen, die letztendlich die Gene steuern.

Zusammenfassen lässt sich dieser erste Teil mit folgendem Satz:

Der Körper hat unterschiedliche Möglichkeiten, wie er mit seiner DNA-Substanz (den Genen) umgehen kann.

Möglicherweise haben die vorherigen Ausführungen ihr Bild über Gene ins Wanken gebracht, mit dem folgenden Zitat von Professor Dr. med. Jürg Spitz lassen wir es vollends einstürzen: «Gene reagieren mit Einflüssen aus der Umwelt.» Richtig! Und daraus entsteht entweder Gesundheit oder Krankheit. Sie sind also Ihren Genen nicht auf Gedeih und Verderb ausgeliefert, sondern können sehr viel beeinflussen. Das nachfolgende Schaubild zeigt schematisch, wie das zu verstehen ist.

Krankheit und Lebensstil

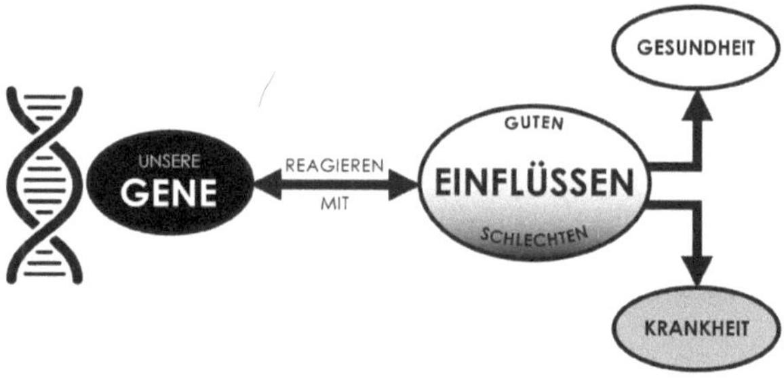

Abb. 2: Die Gene und ihr Einfluss auf uns

In der Konsequenz heisst das, dass Ihre Einstellung zum Leben eminent wichtig ist. Im Alter erhöht sich die Wahrscheinlichkeit, unter gesundheitlichen Problemen zu leiden. Sie können jetzt die Hände im Schoss falten und das einfach so hinnehmen, oder Sie packen die Chance, mit der richtigen Einstellung etwas für Ihre Gesundheit zu tun. Wie erwähnt, ist hier auch die Akzeptanz der Gene sehr wichtig und entscheidend, wie sie sich in Zukunft entwickeln werden.

«Positiv Thinking» ist viel mehr als eine hohle Phrase. Wer positiv denkt, tut seiner Gesundheit einen Gefallen. Ich weiss aus eigener Erfahrung, wovon ich spreche: In meinem Leben bin ich mehr als 15 Mal operiert worden. Dazu kommen mehrere Pathologien (Krankheitsbilder), aber ich habe damit kein Problem und es wurde auch nie zu meinem Problem. Dies versuche ich manchmal meinen Patientinnen und Patienten zu erklären und ernte überraschte Reaktionen, wenn ich erzähle, dass ich unter schwerer beidseitiger Kniearthrose, einseitiger Hüftarthrose und beidseitiger Handgelenksarthrose leide und auch schon einen grossen Bandscheibenvorfall in der Halswirbelsäule hinter mir habe.

Praktisch immer folgt die Frage, ob ich keine Schmerzen habe. Doch, ich habe Schmerzen, aber kein Problem damit. Ich stelle die Schmerzen nicht ins Zentrum meines Lebens und mache sie damit nicht zum alles dominierenden Aspekt. Auf diese Weise füttere ich meine Gene mit positiven Informationen (Epigenetik – gute Einflüsse), verändere meine Körperwahrnehmung und habe weniger Schmerzen. Meine langjährige eigene Erfahrung zeigt mir, dass die Art, über Probleme, Stress oder Pathologien zu denken, sehr vieles verändern kann, und dies wurde nun wissenschaftlich mit dem Wissen der Epigenetik bestätigt. In beide Richtungen.

Der Placebo-Effekt

Wenn man noch einen Schritt weitergeht, darf man sich fragen, ob auf diese Weise der Placebo-Effekt erklärbar sein könnte. Ich kann mir durchaus einen Zusammenhang vorstellen, weiss es aber nicht und möchte an dieser Stelle nicht weiter spekulieren. Zum Placebo-Effekt gibt es übrigens sehr gute Literatur, wie zum Beispiel das Buch «Du bist das Placebo. Bewusstsein wird Materie» von Joe Dispenza. Es ist für Laien geschrieben, basiert jedoch auf fundierten Studien und auch auf eigenen Erfahrungen von Joe Dispenza.

Das Thema Placebo wurde noch vor nicht allzu langer Zeit belächelt, in der Zwischenzeit gibt es jedoch eine grosse Anzahl valider Studien, die belegen, dass Placebo nichts mit Voodoo-Zauber zu tun hat, sondern sehr viel mit der Macht des Geistes und den Selbstheilungskräften des menschlichen Körpers. «Es ist wissenschaftlich bewiesen, dass der Placebo-Effekt existiert. Dies ist ein echtes biopsychosoziales Phänomen, das durch den Kontext, in dem eine Intervention durchgeführt wird, hervorgerufen wird.»

Wenn ein Patient davon ausgeht, dass er ein hochwirksames Schmerzmedikament verabreicht bekommt, dann erwartet er eine Wirkung. Der Körper verhält sich entsprechend, und tatsächlich tritt in vielen Fällen eine Schmerzlinderung ein. In der Studie «Placebo and cultural responses» (Ventriglio 2018) steht dazu folgendes: «Der grösste Teil der Placebo-Antwort beruht auf der klassischen Konditionierung und Erwartungshaltung der Patienten. Ausserdem können Farbe, Grösse, Formulierung und Kosten von Medikamenten die psychologische Reaktion auf eine pharmakologische Behandlung beeinflussen.»

Es spielt für die Wirkung also eine Rolle, welche Farbe oder Grösse eine Tablette hat und wie teuer sie ist. Ein teureres Medikament muss logischerweise stärker wirken als ein günstigeres. In der gleichen Studie wird eine andere zitiert, in der die konkreten Wirkungen von Farben überprüft worden sind. «Grösse und Farbe der Tabletten sind beeinflussende Faktoren. Blau wird in der Regel als depressiv-sedativ, und gelb als stimulierend-antidepressiv angesehen. Das ist der Grund, warum blaue Präparate allgemein eher beruhigend wirken, während rote, rosa oder gelbe eher anregend sind.»

Zu sehr ähnlichen Erkenntnissen sind Bialosky et al. 2017 gekommen. Die Schmerzlinderung durch das Placebo wird in vier Fällen verstärkt: «Wenn die Teilnehmer glauben, dass sie ein wirksames Analgetikum erhalten haben, darauf konditioniert sind, eine Placebo-Intervention als wirksam zu erwarten, zuvor mit einer wirksamen Behandlung konditioniert worden sind und dann eine Placebo-Behandlung erhalten und bereits erfolgreiche Erfahrungen gemacht haben und/oder wenn es in der Umgebung andere Personen hat, denen diese Behandlung geholfen hat.»

Um diesen Teil abzuschliessen, möchte ich Ihnen noch zwei erstaunliche Müsterchen aus der Meta-Studie «Placebo-Controlled Trials in Surgery; A Systematic Review and Meta-Analysis» von Probst et al. (2016) präsentieren. Im Bereich Neurochirurgie hat man der einen Gruppe von Parkinsonpatienten den Schädel aufgebohrt und einen Eingriff vorgenommen, in der anderen Gruppe wurde der Schädel nur leicht angebohrt, weiter hat man nichts gemacht. Resultat? Kein signifikanter Unterschied zwischen den beiden Gruppen. Eine Studie in der orthopädischen Chirurgie hat gezeigt, dass chirurgische Eingriffe wegen Osteoarthritis im Knie keine besseren Resultate gezeigt haben als die Placebo-Gruppe, in der nur ein Schnitt in die Haut gemacht wurde, um einen erfolgten Eingriff zu simulieren.

Also noch einmal: «Nicht die Gene steuern uns, wir steuern unsere Gene».

Wie können wir diesen Placebo-Effekt oder Bewusstseins-Zustand denn bekommen oder ändern? Dafür gibt es viele Möglichkeiten. Die Menschen haben dafür mehrere Möglichkeiten entwickelt, denn jeder Mensch hat und muss seinen Weg dazu finden. Sei das über Meditation, Mindfullness, Mental Training, Wahrnehmungsübungen oder psychologische Unterstützung, alle diese Möglichkeiten sind Werkzeuge, um den Kopf dazu zu brauchen, den Körper richtig einzustellen.

Bevor wir im Anschluss zu den Ursache-Folge-Ketten kommen, möchte ich Sie mit dem «Fass der Gesundheit» noch etwas zum Denken anregen.

3.1 Das Fass der Gesundheit

Herr und Frau Schweizer kennen für gewöhnlich die 3 Säulen der Altersvorsorge. Da gibt es die AHV, die Pensionskasse und als drittes die gebundene Selbstvorsorge (3. Säule). Die meisten Menschen achten darauf, dass die

Geldmittel aus den drei Säulen für einen sorgenfreien dritten Lebensabschnitt genügen.

Leider verpassen es viele, in die vierte Säule einzuzahlen: die Gesundheit. Im Gegenteil, sie heben dort sehr oft während Jahrzehnten und ohne Rücksicht auf den Kontostand ab. Mit welchem Resultat? Je älter sie werden, desto tiefer rutschen sie ins Minus, dabei gewinnt die Gesundheit mit zunehmendem Alter an Bedeutung. Krankheiten und Verletzungen, die ein junger Körper einigermassen gut wegsteckt, belasten den älteren wesentlich mehr. Das wird spätestens dann klar, wenn Niederknien und Aufstehen nicht mehr so locker und schwungvoll gehen wie noch ein paar Jahre zuvor.

Eigentlich ist es paradox, da sorgt man sich jahrzehntelange um die ersten drei Säulen und vernachlässigt die vierte, nur um später Mittel aus diesen ersten drei Säulen einzusetzen, weil man den Verlust in der vierten ausgleichen muss. Es gibt einen schlaueren Weg.

> «In der ersten Hälfte unseres Lebens opfern wir unsere Gesundheit, um Geld zu erwerben, in der zweiten Hälfte opfern wir unser Geld, um die Gesundheit wiederzuerlangen, und während dieser Zeit gehen Gesundheit und Leben von dannen.» (*Voltaire*)

Nicht vergessen sollte man bei diesen Überlegungen den folgenden Fakt: Geht es um Geld, dann lässt sich ein gewisser Verlust in der Regel verschmerzen, bei der Gesundheit sieht es anders aus, der Verlust schmerzt im wahrsten Sinne des Wortes. Manchmal dauerhaft.

Stellen Sie sich einmal vor, dass Sie ein virtuelles Fass auf dem Buckel herumtragen. Wenn es leer ist, fühlen Sie sich gut, spüren es nicht und gehen aufrecht durchs Leben: Sie sind gesund. Aber jetzt geschieht folgendes: Immer wenn Sie zum Beispiel gestresst sind, sich ungesund ernähren oder zu wenig schlafen, wird Flüssigkeit in dieses Fass gefüllt.

Anfänglich spüren Sie den Unterschied nicht und machen einfach weiter, irgendwann wird es aber merkbar anstrengender. Angetrieben von Ihrer Vorgesetzten, Ihrem Ehrgeiz oder was auch immer mobilisieren Sie neue Energiereserven und machen trotzdem immer weiter. Der Pegelstand der Flüssigkeit steigt höher und nähert sich bedrohlich dem Rand. Halten Sie nicht ein, kommt unweigerlich der Zeitpunkt, wo die Flüssigkeit überschwappt. Dieses Überschwappen steht für Symptome, die sich bemerkbar machen. Beispielsweise schlafen Sie schlecht, bekommen Rückenschmerzen, oder leiden unter Kopfschmerzen.

Spätestens jetzt ist es Zeit zu erkennen, dass es mit Ihrer Gesundheit nicht mehr zum Besten steht und Sie etwas verändern sollten. Sie möchten das Problem, die Schmerzen loswerden und das Wasser am Boden aufwischen. Übrigens, Schmerz- und Schlaftabletten unterdrücken nur die Symptome, sie lösen kein Problem. Womöglich sind Sie jetzt so weit, dass Sie sich Hilfe holen. Bravo! In der Schulmedizin wird primär leider nur auf das Symptom geschaut: «wischen wir erst einmal die übergeschwappte Flüssigkeit auf». Das heisst, sie sorgen dafür, dass die Symptome verschwinden.

Wenn Sie jedoch weitermachen wie bisher, schwappt sehr schnell wieder etwas über und Sie stehen abermals vor dem Arzt. Der Osteopath möchte das Problem ganzheitlich und dauerhaft lösen, deshalb bauen wir in «Ihr Fass» verschiedene Hahnen ein, um die Flüssigkeit so weit wie möglich abzulassen. Übersetzt in Ihr Leben bedeutet das:

Wir suchen Ursache-Folge-Ketten, die sich über Monate oder gar Jahre hinweg aufgebaut haben und bauen diese ab. Elementar ist dabei die Bestimmung und Beseitigung von Ursachen wie zum Beispiel zu viel Stress, falsche Ernährung, Fehlhaltung, muskuläre Probleme etc. Das ist nur zu schaffen, wenn verschiedene Fachrichtungen Hand in Hand arbeiten. Wenn dies erreicht wurde, wird es beim nächsten Bsp. Stress, Fastfood oder längeren Arbeitseinsätzen nicht mehr zu Symptomen führen, denn das Fass ist um einiges leerer geworden, der Körper kann kompensieren und das Wasser wird nicht überschwappen.

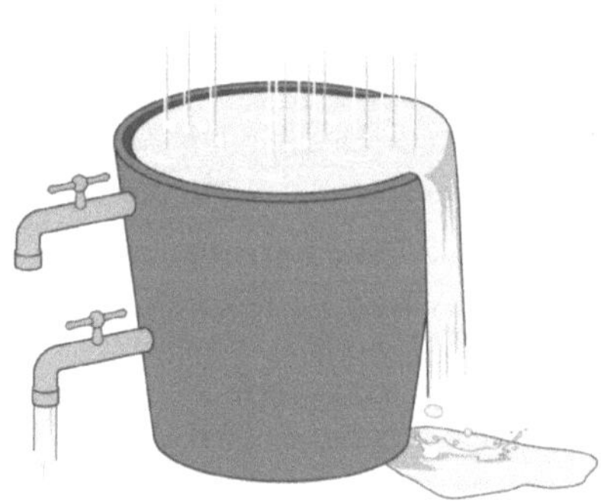

Abb. 3: Das Fass der Gesundheit

Somit sollten Sie die Wichtigkeit der UFKs schon verstanden haben, und wir können uns nun dem Hauptthema dieses Buches wenden, den Ursache-Folge-Ketten.

4 Ursache-Folge-Ketten (UFK)

«Any variation from health has a cause and the cause has a location. It is the goal of the osteopath to locate and remove it.»

Andrew Taylor Still (1827–1917
Gründer der Osteopathie

(«Jede Abweichung von der Gesundheit hat einen Grund, und der Grund kann lokalisiert werden. Es ist das Ziel des Osteopathen, diesen zu lokalisieren und entfernen.»)

Was ist die Ursache meiner Rückenschmerzen? Woher kommen meine Kopfschmerzen? Warum schmerzt meine Schulter? Die Aufzählung könnte beliebig verlängert werden. Plakativ ausgedrückt bedeutet das: Es gibt nichts im Körper, was nicht schmerzen könnte. Als Osteopath liegen bei mir jeden Tag Patienten mit den unterschiedlichsten Formen von Schmerz auf der Behandlungsliege, und ich stelle mir jeweils die folgenden drei Grundsatzfragen:

1. Wie eliminiere ich das Symptom, oder lindere es?
2. Woher kommt das Symptom, was ist seine Ursache?
3. Ist diese Ursache strukturell oder funktionell?

Interessant wird das Gespräch mit den Patienten dann, wenn ich sie zum Beispiel darüber informiere, dass die Bauchschmerzen ihren Ursprung im Rücken haben oder die Kopfschmerzen vom Fuss kommen. Meist folgt zuerst eine ungläubige Reaktion in der Art wie «Kopfschmerzen vom Fuss? Das kann doch nicht sein!»

Gerne wird von Patientenseite auch das Alter ins Spiel gebracht, um zum Beispiel eine schmerzende Schulter zu erklären. Das kann ich leider (meist) auch nicht einfach so stehen lassen: «Wenn Ihre rechte Schulter wegen des Alters schmerzen soll, wieso schmerzt dann die Linke nicht? Sie ist doch gleich alt.» Damit bringe ich die Patienten dazu, nicht alle Probleme einfach dem Alter zuzuschreiben, sondern sich wirklich auf die Suche nach der Ursache zu begeben.

Und schon sind wir mitten im Thema, den Ursache-Folge-Ketten (UFK).

Mit Hilfe der UFK versuche ich ein grundlegendes Verständnis für den Körper, seine Funktionsweise und die vielfältigen Zusammenhänge zu schaffen.

Ohne zu übertreiben, ist das bis anhin der wichtigste Satz in diesem Buch gewesen. Wer Schmerzen und ihre Ursachen tatsächlich wegbringen will oder keine möchte, muss diese Zusammenhänge verstehen. Ja, muss!

Die Medizin hat in den letzten einhundert Jahren gewaltige Fortschritte gemacht und gleichzeitig ist – leider – Wissen verdrängt worden oder vergessen gegangen, das in Zeiten, als man weniger technische Helfer hatte, noch allgegenwärtig war. Die sogenannten Bonesetter (Knochenrichter) im 19. Jahrhundert oder noch weiter zurück in der Geschichte die Bader und Feldschere im Mittelalter wussten zum Teil sehr viel über Knochen, Gelenke, Sehnen, Muskeln und Faszien und wie diese zusammenhängen. Das war üblicherweise kein theoretisch erworbenes, sondern ein Erfahrungswissen, das in der Praxis weitergegeben wurde. Da keine modernen Hilfsmittel wie zum Beispiel bildgebende Verfahren zur Verfügung standen, mussten sie sich sehr viel mehr auf ihre Wahrnehmungen verlassen können. Gemeint ist damit einerseits das von aussen Erkennbare, noch viel mehr jedoch das, was sie unter ihren Fingern erspürten.

Ich bezeichne dieses weitergegebene Wissen als «ehrlich», weil es funktioniert, sich in der Praxis bewährt hat und deshalb gelehrt worden ist oder eben nicht die erwünschte Wirkung erzielt hat und wieder verschwunden ist. Ehrlich heisst auch, dass nicht ein Titel darüber entschieden hat, wer Recht hat und wer nicht, sondern ausschliesslich der Erfolg.

Damals hat man nicht unter Dutzenden von Ärzten aussuchen können, man hat im besten Fall die Auswahl unter zwei oder drei «Heilern», oder wie wir sie auch immer bezeichnen wollen, gehabt. Ist ein Heiler in seinem Tun erfolgreich gewesen, hat sich das herumgesprochen, und die Menschen haben ihn aufgesucht.

Ich möchte richtig verstanden werden, es ist beileibe nicht so, dass ich mir die «guten, alten Zeiten» zurückwünschen würde, ich wünschte mir nur, dass der Vermittlung des «guten, alten Wissens» wieder mehr Beachtung geschenkt würde, denn das Wissen um die UFK ist leider bei vielen Medizinern nicht mehr vorhanden, weil es anscheinend in ihrer Ausbildung nicht mehr oder nicht ausreichend gelehrt wird.

An dieser Aussage werden gewisse Mediziner keine grosse Freude haben und sich vielleicht auf den Schlips getreten fühlen, aber es geht nicht darum, jemanden schlecht zu machen, sondern den Finger auf einen wunden Punkt zu legen, den ich in meiner über zwanzigjährigen Praxistätigkeit festgestellt habe und den man relativ einfach beheben könnte. Es ist keine Schande, etwas über UFK nicht zu wissen. Insbesondere Schulmediziner können es sich dank ihres umfangreichen Vorwissens relativ einfach aneignen.

In den nächsten Kapiteln werde ich mich ausführlich den verschiedenen Arten von UFK widmen und die vielfältigen Zusammenhänge aufzeigen. Wichtig ist mir jedoch, an dieser Stelle darauf hinzuweisen, dass dieses Wissen nicht alleine von mir kommt. Über die Jahre hinweg ist es von guten Osteopathen zusammengestellt und veröffentlicht worden. Ich reichere dieses Wissen mit meinen eigenen Erfahrungen an und versuche, es in einer allgemein verständlichen Form zu präsentieren. Wie eingangs gesagt, nehme ich dafür hin und wieder gewisse Vereinfachungen in Kauf.

Wer das Know-how um UFK in der Praxis anwenden will, muss sich zuerst um ein breites Wissen in der Anatomie bemühen – dieses Buch verstehen Sie auch ohne. Aber schon der Gründer der Osteopathie Andrew T. Still betonte die Wichtigkeit von Anatomie, was im folgenden Zitat überdeutlich zum Ausdruck kommt: «Studieren Sie Anatomie, Anatomie und dann noch einmal Anatomie.» Erst Anfang des 20. Jahrhunderts kam zur Anatomie die Physiologie hinzu (funktionelle Medizin), wo es darum ging zu verstehen, wie alles im Zusammenhang funktioniert. Neben Anatomie und Physiologie gibt es jedoch noch etwas Drittes, das die Basis von allem ist und am Anfang jedes Lernens stehen sollte: die grundlegenden Naturgesetze des Menschen. Gemeint damit sind Regelmässigkeiten im Verhalten von realen Systemen (z.B. Elementarteilchen, Atome, Moleküle, Gas, Zellen, Gehirn, das Ökosystem u.v.m.).

4.1 Was sind Ursache-Folge-Ketten (UFK)?

Die präzise Definition für eine UFK ist schwierig, da es sehr unterschiedliche gibt, gleichwohl versuche ich es:

Definition Ursache-Folge-Kette

Ausgelöst durch ein bestimmtes Ereignis entsteht im Körper ein pathologischer Reizzustand mit einer Fern- oder Weiterwirkung. Der **Verbindungsweg** zwischen dem geschädigten Bereich, also der Ursache (Start) und dem dadurch zweitrangig irritierten Bereich (Ziel), ist die Ursache-Folge-Kette.

Wichtig: Ketten sind immer da (anatomisch oder physiologisch gesehen). Wir spüren ihre Anwesenheit (Zusammenhänge) aber erst, wenn Probleme, sprich Schmerzen, auftauchen. Man kann das mit dem Wasserversorgungsnetz einer Stadt vergleichen. So lange das Wasser munter aus den Hahnen sprudelt, ist sich kaum jemand bewusst, welch weitverzweigtes Leitungsnetz funktionieren muss. Fällt in einem Quartier hingegen der Druck ab oder bleibt das Wasser völlig aus, muss möglichst schnell nach der Ursache gesucht werden. Pläne werden zu Rate gezogen, und man arbeitet sich vom Schadenort aus Schritt für Schritt vor, bis die Ursache gefunden ist.

UFKs gab es schon früher, aber immer in Bezug auf die Muskulatur und ihre Funktionen. Unterschiedliche Autoren gaben diesen Ketten unterschiedliche Namen: Anatomy Trains, Myofasziale Meridiane, Synergistische Muskelschlingen, Muskelketten und andere mehr.

Diese Bezeichnungen entstanden in einer Zeit, in der wir von der Sezieranatomie lernten, während der leider vieles verloren ging, weil die «nutzlosen» Faszien weggeschnitten wurden, um das Gelenk oder den Muskel gut zu sehen. Angeregt durch neue Erkenntnisse über die Faszien und wie sie im Körper wirken, versuchen seit einiger Zeit verschiedene Osteopathen, so auch ich, ein Erklärungsmodell für unsere Form der Behandlung zu finden.

Wichtig ist zu verstehen, was mit einer «Kette» grundsätzlich gemeint ist. Es ist nicht so, dass in der DNA angelegt ist, dass zum Beispiel die «superfiziale anteriore Kette» vorhanden sein muss. Die Ketten sind ein Modell, das verschiedene Gelenke, Muskeln, Faszien und Organe miteinander in Zusammenhang bringt, um besser zu verstehen, wieso ein Problem an einer Stelle zu weiteren Probleme an einer anderen Stelle im Körper führen kann. Sie sind ein gedankliches Konstrukt und werden erst als UFK zur fühlbaren Realität.

Tom Myers, ein bekannter Manualtherapeut, hat als erster von Faszialen Ketten gesprochen (2001), wobei er sie als «Anatomy Trains» bezeichnet hat. Mit seiner Beteiligung ist in der Folge am Research Center der Universität Ulm sehr viel dazu geforscht worden, was zu zahlreichen neuen Erkenntnissen geführt und der Thematik «Faszie» grossen Auftrieb verliehen hat. Einige der nachfolgend beschriebenen Ketten stammen von ihm, andere aber aus meiner Praxis, wo ich sie immer wieder angetroffen und deshalb ins Buch integriert habe.

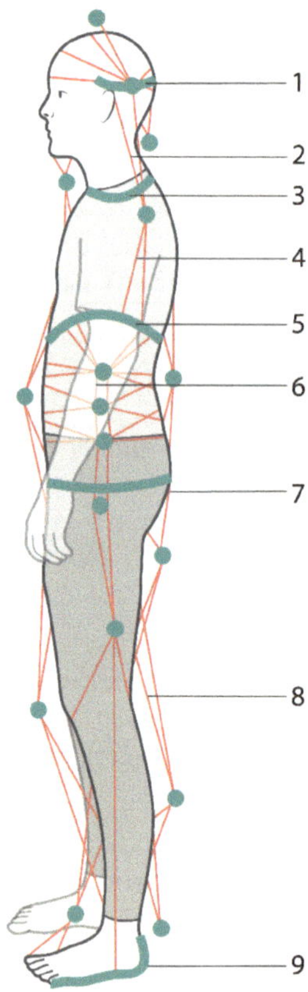

Abb. 4: Von Kopf bis Fuss verbunden, Die Diaphragmen und ihre Verbindungen.

Obige Illustration dient als Beispiel für vorhandene fasziale Verbindungen im Körper! Alles ist miteinander verbunden, und wenn es irgendwo Stress gibt, ist die Wahrscheinlichkeit hoch, dass sich dieser über eine UFK ausbreitet und an anderer Stelle kompensiert werden muss. Die verschiedenen Diaphragmen im Körper sind wie Querverbindungen. Diese sind jeweils auch unter Stress und müssen beachtet werden. Mehr dazu in den folgenden Kapiteln.

UFK sind im osteopathischen Alltag ständig präsent. Wenn der Patient Beschwerden hat, folgt der Osteopath üblicherweise einer UFK, um herauszufinden, was dahintersteckt. Erst wenn er die Ursache gefunden hat, kann eine nachhaltige Behandlung stattfinden. Alles andere wäre blosse Symptombehandlung.

1. **Diaphragma Tentorium cerebelli** (querverlaufende Hirnhautstruktur), Falx cerebri (Hirnsichel) und cerebelli (Kleinhirnsichel)
2. Fasziale Verbindungen Halswirbelsäule
3. **Diaphragma Thoracic outlet / inlet** (Kapitel 8.1)
4. Fasziale Verbindungen Thorax
5. **Diaphragma abdominalis** (Zwerchfell)
6. fasziale Verbindungen Rumpf
7. **Diaphragma Peritoneum** (Beckenboden)
8. Fasziale Verbindung Beine
9. **Diaphragma plantaris** (Fussgewölbe)

4.2 Dysfunktionen und Kompensationen

Stellen wir uns ein traumatisches Ereignis vor, das auf den Körper einwirkt und zu einer Veränderung führt. Dies kann übrigens physisch oder psychisch sein. Es kann zum Beispiel etwas blockieren oder im Gewebe eine Narbe zurückbleiben. Der Körper reagiert darauf mit einer Anpassung. Er strebt immer danach, im Gleichgewicht zu sein, effizient zu bleiben und möglichst wenig Energie aufzubringen, um mit einem vorliegenden Problem umzugehen. Deshalb muss er kompensieren.

Der menschliche Körper ist die beste Kompensationsmaschine, die es gibt.

Wenn wir uns überlegen, wie oft wir unserem Körper Strapazen aussetzen, beispielsweise etwas ungesundes Essen, Unfälle haben, zu viel Stress haben. Steht beispielsweise das Becken schief, dann versucht der Körper zu erreichen, dass der Kopf trotzdem normal geradeaus schauen kann. Dies ist ein Naturgesetz unseres Körpers. Er möchte immer geradeaus und horizontal schauen. Stellt man sich das bildhaft vor, ist klar, dass zwischen Becken und Kopf verschiedenste Bereiche des muskuloskelettalen Systems beteiligt sein müssen (UFK), um dieses Ziel zu erreichen. Es ist jedoch zu beachten, dass jeder Körper individuell auf eine Störung reagiert. Je nach Schweregrad und

Entwicklung des Problems sind die Kompensationsmöglichkeiten irgendwann ausgereizt und der Körper kommt an Grenzen (das Fass ist voll).

Greift der Osteopath jetzt ein, dann versucht er, dem Körper wieder Möglichkeiten zur Kompensation zu geben. In der Fachsprache heisst das, er sucht die primäre Dysfunktion (Ursache) und anschliessend mögliche sekundäre sowie tertiäre Dysfunktionen, bis er die ganze UFK erkannt hat. Liegen mehrere Dysfunktionen vor, braucht der Körper zu viel Energie, und das ist auf Dauer schlecht. Grundsätzlich kann man zwar mit einer UFK leben, wenn sich diese im Alltag nicht zu negativ bemerkbar macht, aber jede UFK kostet Energie, und das sollte möglichst vermieden werden.

Sind alle Dysfunktionen erkannt, folgt die Behandlung, um die Kette abzubauen. Ihr Erfolg hängt wesentlich von drei Faktoren ab:

1. Dem Zeitfaktor,
2. der Präzision der Diagnostik und Behandlung
3. und dem Patienten selber (Alter, Typologien, Genetik usw.).

Die Zeit spielt insofern eine grosse Rolle, als es wichtig ist, ob das auslösende Ereignis Tage, Monate, Jahre oder gar Jahrzehnte zurückliegt und der Körper entsprechend schon länger oder weniger lang hat kompensieren müssen. Die Auflösung einer UFK kann entsprechend von wenigen Minuten bis zu einigen Monaten dauern. Grundsätzlich gilt: Je länger eine UFK bestanden hat, desto länger braucht es, um sie zu beseitigen.

Bei der Präzision der Behandlung versteht es sich von selbst, dass eine Lösung umso besser ist, je präziser sie auf ein Problem abgestimmt ist. Das gilt nicht nur in der Osteopathie, sondern grundsätzlich im Leben. Auch der letzte Faktor, das Alter, leuchtet ein. Ein junger, elastischer, beweglicher Körper reagiert in der Regel schneller auf Behandlungen, als ein älterer, unbeweglicher.

Wie weit die Ursache eines Problems zurückliegen kann, verdeutlicht das Beispiel eines 30-jährigen Fussballers, der bei mir in der Praxis war. Mit 10 Jahren verknackste er sich den Fuss und überdehnte sich dabei die Aussenbänder. Weil dies nie behandelt worden ist, hat sein Körper während 20 Jahren kompensieren müssen und irgendwann sind Beschwerden aufgetreten. Bei einem gerissenen Kreuzband verhält es sich ähnlich, auch wenn es operiert worden ist. Ein operiertes Gelenk kann noch so gut repariert worden sein, es ist nie, wie das Originalgelenk, entsprechend muss der Körper kompensieren.

Um diese Anpassungsprozesse, die durch den ganzen Körper laufen können, noch besser zu verstehen, ziehen wir wiederum eine Analogie heran. Im Jahr 2010 ist der isländische Vulkan Eyjafjallajökull ausgebrochen und hat eine grosse Aschewolke in Richtung Europa geschickt. Das hat dazu geführt, dass der Flugverkehr über Nord- und Mitteleuropa während einigen Tagen eingestellt worden ist. Mit weitreichenden Folgen. So haben nicht nur keine Flüge von den direkt von der Aschewolke betroffenen Flughäfen aus stattfinden können, sondern es sind auch jene ausgefallen, die dort hätten landen müssen. Das heisst, möglicherweise ist ein Flug in Phuket (Thailand) gecancelt worden, weil der Zielflughafen Zürich geschlossen worden ist. Unternehmen, die Bordverpflegung für die Airlines produzieren, sind von diesen Ausfällen betroffen gewesen und selbstverständlich auch deren Lieferanten. Und die Hotels auf Phuket haben Probleme gekriegt, weil die einen Touristen nicht abreisen konnten, aber bereits neue einchecken wollten, die aus einer Region gekommen sind, die nicht vom Vulkanausbruch betroffen gewesen ist. Meist reagieren auch die Börsen auf einen solchen Vorfall und die Airlines müssen einen Rückgang ihrer Aktienkurse in Kauf nehmen. Wir könnten diese Aschewolke-Ursache-Folge-Kette beliebig weiterführen.

Wegen eines Vulkanausbruchs in Island hat eine Hotelmanagerin auf Phuket Probleme bekommen, ebenso ein Fondsmanager in New York und eine Airline Food-Produzentin in Zürich, um nur drei Beispiele zu nennen.

Je höher der Vernetzungsgrad eines Systems, desto länger kann die Kette laufen, und im menschlichen Körper ist fast alles irgendwie miteinander verbunden. Wer jedoch glaubt, dass die Ursache für eine Beschwerde immer weit weg liegt, ist auf dem Holzweg. Es kann direkt benachbarte Strukturen ebenso betreffen wie entfernt liegendes Gewebe. Der genaue Verlauf einer solchen UFK ist nicht vorherbestimmbar. Wegen des hohen Vernetzungsgrades im Körper gibt es unendlich viele Verlaufsmöglichkeiten und demzufolge auch Ziele. Kurz: Nach einem traumatischen Ereignis können weder Verlauf noch Ziel einer UFK vorausgesagt werden. Die Aufgabe des Osteopathen ist es, vom Ziel ausgehend, die UFK rückwärts zu verfolgen bis hin zur Ursache. Das ist eine Herausforderung, weil kein Körper gleich ist wie der andere und es daher keine standardisierten Verläufe gibt.

Typische Ursachen für UFK sind Traumata, Verletzungen, Operationen, Verklebungen, Stress, falsches Essen, chronische Entzündungen und anderes mehr, die sich auf Gewebe, Gelenke, Weichteile, Faszien oder Organe auswirken können.

Wenn bis anhin auf Grund der gewählten Beispiele der Eindruck entstanden ist, dass sich UFK nur in den muskuloskelettalen Bestandteilen des Körpers ausbreiten können, dann ist das falsch. Man unterscheidet nämlich zwischen sechs verschiedenen UFK-Arten: biomechanisch, faszial, vaskulär, neurologisch, metabol, psycho-emotional.

Diese können auf- oder absteigend verlaufen, an der Körperoberfläche sein oder tief in ihn hineinziehen. Auch der Wechsel zur gegenüberliegenden Körperseite ist über querverlaufende Strukturen wie zum Beispiel Zwerchfell, Beckenboden oder Schultergürtel möglich.

4.3 Pathogenese der Funktionsstörungen

Schauen wir genauer hin, wie eine Funktionsstörung entstehen kann: Ein Trauma kann zu Blockierungen, Restriktionen oder Dysfunktionen einer Region führen, was wiederum Adaptionen oder Kompensationen nach sich zieht und zu einer Kette führen kann. Dabei darf nicht vergessen werden, dass jegliche Blockierungen, zum Beispiel in der Wirbelsäule, auch zu viszeralen Störungen führen können. Man nennt dies einen somato-viszeralen Reflex. (Mit somato ist der Bewegungsapparat gemeint, mit viszeral die Organe.)

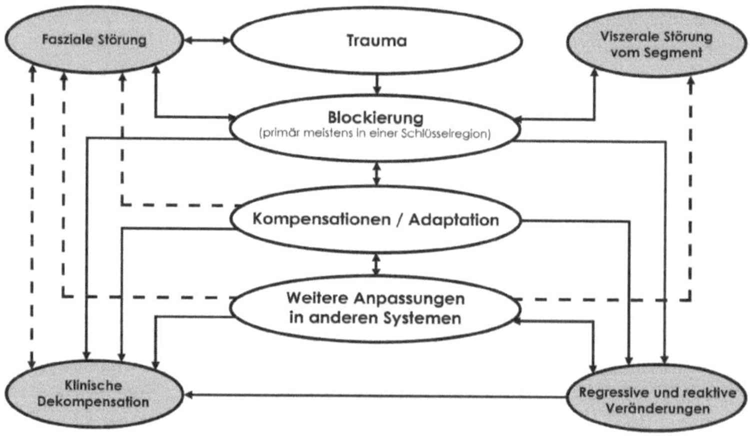

Abb. 5: Entstehung von Funktionsstörungen

Dazu ein Beispiel: Bei den Wirbeln Thorakal 6 bis 9 (Brustwirbelsäule) führen die Nerven aus der Wirbelsäule zum Magen. Ein traumatischer Vorfall in der Wirbelsäule kann dazu führen, dass der Sphinkter (Schliessmuskel) des Magens sich schliesst oder die Magenwand zu kontrahieren beginnt. Dadurch wird die Spannung erhöht und es kommt zu weiteren physiologischen Anpassungen oder zu einem schlechteren Fluss der aufgenommenen Lebensmittel.

Dieser Vorgang kann auch umgekehrt ablaufen, das heisst, eine biomechanische Kette kann einen viszeralen Auslöser haben. Eine Gastritis (Entzündung im Magen) kann zu Blockaden in der Wirbelsäule führen, betroffen sind dann jedoch meist gleich ganze Wirbelgruppen. In diesen Fällen spricht man von viszero-somatischen Reflexen. Aus diesem Grund zeigen in der vorherigen Grafik die entsprechenden Pfeile in beide Richtungen.

Weitere Anpassungen können auch in anderen Körpersystemen stattfinden. Zum Beispiel im Herz-Kreislauf-System, Stoffwechselsystem, Metabolismus und so weiter.

Über die Zeit kann es dadurch zu klinischen Dekompensationen kommen. Der Begriff Dekompensation bezeichnet in der Medizin das Versagen der körpereigenen Gegenregulations- und Reparaturvorgänge im Verlauf einer Erkrankung (zum Beispiel beim Bandscheibenvorfall). Oder es entstehen regressive Veränderungen im Körper. Als regressiv bezeichnet man in der Medizin Veränderungen beziehungsweise Prozesse, die sich zurückbilden oder die einen Rückschritt in eine weniger organisierte Entwicklungsstufe bedeuten.

Vorher haben wir von biomechanischen Ketten (Kapitel 5), von «somatoviszeral» und von «viszero-somatisch» gesprochen, wir dürfen jedoch nicht vergessen, dass es bei Blockaden fast immer auch zu faszialen Spannungen kommt, den sogenannten Schutzspannungen. Es kann also auch eine fasziale Kette (Kapitel 6.10) entstehen. Je nach Posturologie, Art und Häufigkeit der Bewegung und anderen Faktoren entsteht eher eine biomechanische, fasziale, viszerale oder nochmals eine andere Kette. Das lässt sich nie vorhersagen.

4.4 Posturologie und Typologie

Posturologie und Typologie sind oft an der Entstehung von UFK beteiligt, die beiden Begriffe werden jedoch häufig vermischt oder unsauber verwendet. Sie sind tatsächlich nahe beieinander.

Mit Typologie ist der **Körperbau** gemeint (ektomorph, mesomorph oder endomorph). Er ist von Geburt an gegeben und kann sich nicht grundsätzlich verändern, auch nicht, wenn man zum Beispiel Muskelmasse auf- oder abbaut, respektive die Haltung verändert. Am Beispiel des ektomorphen Typs lässt sich das einfach verdeutlichen: Er zeichnet sich durch lange Arme und Beine, einen kurzen Oberkörper sowie schmale Hände und Füsse aus. Dieser Typ kann einfach Fett aufbauen und Muskelmasse abbauen oder umgekehrt, sein Oberkörper bleibt gleichwohl kurz und die Hände schmal.

Neben den oben genannten Typologien gibt es auch die fasziale (Bindegewebs-)Typologie. Fussballer zeichnen sich zum Beispiel durch eine sehr harte Muskulatur aus, was daher stammt, dass bei ihnen der Kollagen-Anteil deutlich höher ist als beim Durchschnitt. Das macht sie anfälliger für Sehnenentzündungen und -verletzungen. Frauen haben im Gegensatz dazu tendenziell eher weichere, elastischere Muskeln und Faszien (Bindegewebe), was ihnen zu einer grösseren Beweglichkeit verhilft, sie dafür anfälliger für Gelenkprobleme macht.

Posturologie meint die **Haltung**. Auch sie ist grundsätzlich festgelegt, das heisst, man kommt mit den Anlagen für eine gewisse Haltung zur Welt (zum Beispiel eher posterior, anterior, Seitneigung oder rotiert). Je nach Haltungsdominanz ist ein bestimmter Mensch anfälliger für die eine oder die andere UFK. Kommt eine Patientin in die Praxis, bestimmt der Osteopath deren Posturologie und erhält damit Hinweise, welche UFK vorliegen könnten, weil gewisse Posturologien oft mit bestimmten UFK einhergehen.

Im Gegensatz zur Typologie kann sich die Posturologie im Laufe der Jahre verändern. Das kann aber auch relativ schnell gehen, wenn jemand beispielsweise einen Beinbruch erleidet – wobei nicht jeder Beinbruch automatisch zu einer UFK führen muss.

Ein Merkmal der faszialen, superfizialen Ketten (ab Kapitel 6.2) ist, dass sie die Posturologie mitbestimmen. Sichtbar wird dies an der Haltung. Ist jemand eher nach vorne, nach hinten oder zur Seite geneigt, respektive irgendwie verdreht, dann wird diese Haltung mit einer entsprechenden Posturologie-Bezeichnung beschrieben. Dahinter stecken fast immer fasziale, superfiziale (oder auch biomechanische) Ketten, es muss aber noch nicht per se bedeuten, dass auch ein Problem vorliegt, sondern nur vielleicht eine Tendenz.

Den nächsten Satz werden Sie in diesem Buch, mindestens sinngemäss, noch einige Male lesen, weil er von zentraler Wichtigkeit ist: In der ganzen Arbeit des Osteopathen geht es um Elastizitätsverlust und Mobilität, und dass diese wiederhergestellt werden müssen, damit sich der Körper in den Normalzustand begeben und Kraft aufbauen kann.

> **«Wo Bewegung eingeschränkt ist, kann sich Krankheit ausbreiten»**
> *Andrew Taylor Still*

4.5 Strukturell oder funktionell?

Eine äusserst wichtige Unterscheidung ist auch jene zwischen «strukturell» und «funktionell». Im Buch tauchen die beiden Begriffe mehrmals auf, deshalb möchte ich vorgängig den Unterschied erläutern. Nehmen wir dafür ein einfaches Beispiel: Ist ein Band angerissen oder abgerissen, dann liegt ein Schaden an der Struktur vor. Wir sprechen von einem strukturellen Problem, an dem der Osteopath nur wenig machen kann, ausser die negativen Auswirkungen auf den Körper zu mildern. Bei strukturellen Problemen braucht es je nach dem einen Chirurgen, Orthopäden oder Neurologen.

Ist hingegen ein Halswirbel auf Grund eines Sturzes ein wenig blockiert (ohne dass die Struktur verletzt worden ist), dann wirkt sich dies auf das ganze muskuloskelettale System aus und gewisse Funktionen sind möglicherweise eingeschränkt. In diesem Fall sprechen wir von einem funktionellen Problem, das beim Osteopathen in den richtigen Händen ist.

Mit einer Analogie lässt sich dies noch etwas besser verdeutlichen. Stellen Sie sich eine lange Menschenkette vor, die von einem brennenden Haus über die Strasse dann über eine kleine Brücke bis zu einem Weiher führt. Um das Löschwasser zum Haus zu bringen, geben die Menschen Eimer von Hand zu Hand (eine sogenannte «Eimerkette»). Steht in der Kette jemand nicht richtig in der Reihe, dann stockt es bei ihm. Dieses Problem ist funktionell und lässt sich lösen, indem man diesen Jemand wieder in die richtige Position zurückbringt oder andere für ihn kompensieren. Bricht jetzt aber die kleine Brücke unter dem Gewicht der Menschen zusammen, dann ist die Kette gerissen und wir sprechen von einem strukturellen Problem, das zur Wiederherstellung viel mehr Aufwand und anderer Mittel bedarf.

Patienten mit einer Hüftarthrose fragen mich häufig, ob sie operiert werden müssen, eine neue Hüfte brauchen. Die Antwort lässt sich anhand der nachfolgenden Grafik einfach erklären: Wir haben ein Problem an der Hüfte. Anfänglich zeigt es sich nur funktionell, mit der Zeit treten aber immer mehr Probleme auf. Die Hüfte wird arthrotisch und die Patienten leiden je länger desto mehr unter Schmerzen und Bewegungseinschränkungen.

Wann kommt der «Point of no return»? Das heisst, wann braucht es definitiv den Chirurgen oder Orthopäden? Dieses «Wann» sollte meines Erachtens im optimalen Fall mindestens von drei Personen beurteilt werden:

1. Einem Fachspezialisten, der das Gelenk untersucht und beurteilt, ob überhaupt etwas gemacht werden kann, soll oder muss.
2. Dem «funktionellen Mechaniker» (Osteopath oder Chiropraktiker), der das Gelenk und die Umgebung (UFKs) unter funktionellen Aspekten anschaut und beurteilt.
3. Dem Patienten. Er ist die wichtigste dieser drei Personen. Er muss sich entscheiden, was für ihn im Leben wichtig ist und er muss einschätzen, wie sein Schmerzempfinden ist. Für gewisse Patienten ist es wichtig, schmerzfrei Golf zu spielen, andere müssen ohne Probleme aus dem Auto steigen können und für Dritte wird es erst zum Problem, wenn sie nicht mehr gehen können. Dieser Punkt ist also sehr individuell.

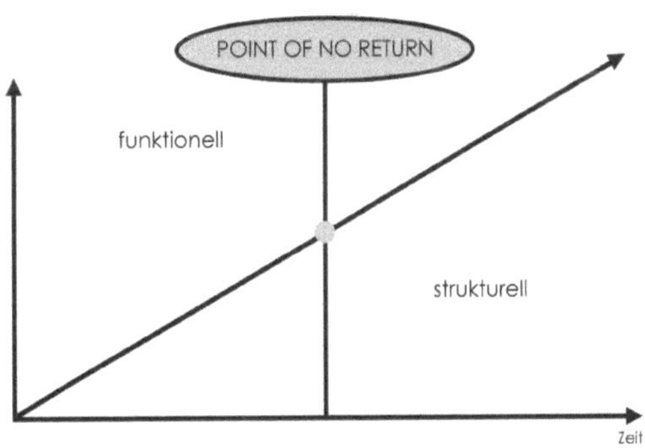

Abb. 6: Der Point of no return, wenn funktionelle Eingriffe nicht mehr reichen

Im Normalfall sollten funktionelle Lösungen immer am Anfang stehen. In der nächsten Stufe folgen vielleicht Infiltrationen ins Gelenk. Dies wird meist mit

Hyaluronsäure oder Eigenblut gemacht. Hilft das alles nur noch kurzfristig, dann bleibt wohl nichts anderes übrig, als zu operieren.

Dieses Beispiel kann man mit fast allen Problemen durchspielen: Bandscheibenvorfall, Arthritis, Meniskusprobleme, Kopfschmerzen usw.

Würde vermehrt dem oben skizzierten 3-Schritt-Vorgehen gefolgt, könnten viele Operationen verhindert und den Patienten viele Schmerzen erspart werden. Ich bin nicht gegen Operationen, aber diese sollten zum richtigen Zeitpunkt erfolgen, nicht zu früh und nicht zu spät, und dieser Zeitpunkt sollte nicht nur von einer Person festgelegt werden.

Die Interaktion von Struktur und Funktion ist eines der Grundprinzipien in der Osteopathie und für Andrew Taylor Still eine der wichtigsten Komponenten von Behandlungen. Die Struktur von Knochen ist abhängig von den mechanischen Kräften, wie Druck und Zug, die auf sie wirken. Umgekehrt bedeutet das, dass es für eine normale physiologische Funktion (eines Organs oder eines Gelenks) eine normale Struktur braucht.

Eine zu hohe Belastung, jenseits der physiologischen Grenze, kann zu Überreaktionen wie Arthrose führen.

4.6 Pathologien und Dysfunktionen

Bevor wir uns im folgenden Kapitel den biomechanischen Ketten zuwenden, betrachten wir kurz noch den Unterschied zwischen Pathologien (Krankheitsbild) und Dysfunktionen (Funktionsstörung). Die Grenzen sind fliessend, aber eine Dysfunktion eines Gelenks ist sicher noch keine Pathologie. In den folgenden Kapiteln sind bei jeder UFK die häufigsten aufgeführt, jedoch ohne Anspruch auf Vollständigkeit.

Ein weiterer Begriff, den wir klären müssen, ist die «somatische Dysfunktion». Früher hat man somatische Dysfunktionen als Läsionen bezeichnet und damit eine beschädigte Struktur gemeint, zum Beispiel eine Ruptur oder eine Fraktur. Heute ist die folgende Definition am meisten verbreitet, aber es gibt international bis zum heutigen Tag keine Einigkeit:

«Eine somatische Dysfunktion ist eine in ihren somatischen Komponenten (Körperstrukturen) geschädigte oder veränderte Funktion. Davon können skelettale und fasziale Strukturen sowie verknüpfte vaskuläre, lymphatische oder neurologische Komponenten betroffen sein. Das Gelenk bewegt sich nicht mehr so, wie es sollte, und dann spricht man von einer Restriktion (Einschränkung) oder Blockade.»

Bei einer somatischen Dysfunktion wird vermutet, dass die Flüssigkeit zwischen den Gelenkflächen fehlt, dadurch die Mobilitätseinschränkung artikulär entsteht und die Gewebe rundherum darauf reagieren. Diese Reaktion erfolgt zum Teil, um das Gelenk oder die umliegenden Nerven zu schützen.

Bei einer somatischen Dysfunktion wird die Kapsel des Gelenks restriktiv, weil sich das Gelenk nicht mehr bewegt und die umliegende Muskulatur wird hyperton, um alles zu schützen. Man spricht hier auch von einer Schutzspannung. Solche somatischen Dysfunktionen sind einfach zu befreien, wichtig dabei ist, zu wissen, dass sie bei jedem Gelenk auftreten können.

Genug Grundlagenwissen, wenden wir uns nun den einzelnen UFK zu und beginnen im Körperinneren bei den biomechanischen.

5 Biomechanische Ketten

Biomechanische Ketten verlaufen von Gelenk zu Gelenk. Es geht folglich um Gelenke, Kapseln, Bänder, Menisken und Disken.

Wie vorne ausgeführt, versucht das zentralneurologische System des Menschen immer, den Blick nach vorne gerichtet und horizontal zu halten. Das muss man sich wie etwas Zwanghaftes vorstellen, etwas, was unbedingt sein muss. Es führt dazu, dass der Körper bei einer Einschränkung in einem Gelenk immer versucht, dies mittels Kompensation in einem oder mehrerer anderer Gelenke der gleichen primären Bewegungsrichtung auszugleichen, damit der Blick horizontal nach vorne gerichtet sein kann. Niemand möchte mit einem schiefen Kopf durch die Welt gehen, es ist ein natürliches Bedürfnis, ihn senkrecht zu halten, um normal nach vorne zu blicken.

Jedes Gelenk hat eine oder mehrere dominante Bewegungsrichtungen, das sind Extension-Flexion (Streckung-Beugung), Rotation (Drehung) oder Lateralflexion (Seitneigung). Sobald ein Gelenk in eine bestimmte Richtung fixiert oder restriktiv ist (dysfunktional), wird der Körper den Bewegungsverlust in allen anderen Gelenken mit der gleichen Bewegungsdominanz kompensieren (biomechanisches Haltungsgesetz). Bewegt beispielsweise das Kniegelenk nicht mehr gut in der Extension (Streckung), dann reden wir von einer Flexions-Dysfunktion. In diesem Fall muss das obere Sprunggelenk kompensieren.

Die vorhergehenden Absätze sollten in ihrer Einfachheit gut verständlich sein und im Grundsatz stimmt, was da steht, aber leider steckt der Teufel wie so oft im Detail. Das Kniegelenk ist das beste Beispiel dafür. Es gehört zum Allgemeinwissen, dass das Knie kein Rotationsgelenk ist, und deshalb kommt niemand auf die Idee, dass es auch bei Rotations-Ketten (Kapitel 5.2) eine Rolle spielen könnte. Tatsächlich ist es aber in der Lage, bei Rotationen ein klein wenig zu kompensieren und tut dies auch. Es ist einleuchtend, dass dies zu Stress im Gelenk führt und auf Dauer nicht gut gehen kann. Vor allem die Menisken vertragen dauerhafte Rotationen im Knie nicht, was oft zu Meniskus-Pathologien führt.

Wie lautet nun das Fazit aus diesem relativierenden Absatz? Was einleitend über die dominanten Bewegungsrichtungen geschrieben steht, stimmt, aber es darf nicht absolut gesehen werden, weil alle Gelenke versuchen im Rahmen ihrer Möglichkeiten, zu kompensieren respektive mitzuhelfen.

Im Gegensatz zu faszialen superfizialen und profunden Ketten (Kapitel 6.8), die auch im gesunden Zustand bestehen, spricht man bei den biomechanischen tatsächlich erst bei auftretenden Problemen von einer Kette. Aber gibt es eigentlich rein biomechanische Ketten? Die Antwort ist Ja. Wie bei vielen UFK ist es jedoch so, dass biomechanische Ketten sehr oft in einer Kombination mit anderen Ketten vorkommen.

In diesem Kapitel beschränken wir uns auf die anteriore und posteriore Flexions- / Extensions-Kette sowie die Rotations- und die Seitneigungs-Kette. Als Zückerchen werfen wir am Ende des Kapitels noch einen Blick auf die sogenannte Pivot-Kette (Kapitel 5.6). Sie spielt in vielen Fällen eine massgebende Rolle und darf auf keinen Fall fehlen.

5.1 Flexions- / Extensions-Kette

Bei dieser Kette geht es in erster Linie um Gelenke mit Flexion und Extension (Beugung und Streckung) als dominante Bewegungsrichtung. Deshalb sind in der folgenden Illustration jene Gelenke blau markiert, die gut auf Flexion und Extension reagieren.

5.1.1 Anatomie

Wie in der Gesichtsgraphik symbolisch zu erkennen, ist die Veränderung der Synchondrosis sphenobasilaris (SSB) in Flexion / Extension oft auch schon im Gesicht erkennbar. Wenn die SSB in Extension steht und das schon seit Geburt, dann ist auch das Gesicht etwas schmaler und höher. Etwas breiter und weniger hoch wird es bei einer Flexions-Dysfunktion.

1. Synchondrosis sphenobasilaris in Flexion / Extension / Vertical Strain (SSB – Interkraniales Gelenk)
2. Articulatio temporomandibularis (Kiefergelenk – Bilaterale Kompression / Distraktion)
3. Os occiput (C0 – Hinterkopf und Kopfgelenke)
4. Vertebrae cervicales C6-C7 (Halswirbel C6-C7)
5. Superiorer Thorax Th1-Th5 inklusive Costa (oberer Brustwirbelbereich Th1-Th5 inklusive Rippen)
6. Vertebrae thoracales inklusive Costa Th10-Th12 (10.-12. Brustwirbel inklusive Rippen)
7. Vertebrae lumbales L1-L2 (1. und 2. Lendenwirbel)
8. Vertebrae lumbales L3 (3. Lendenwirbel)
9. Vertebrae lumbales L5 (5. Lendenwirbel)
10. Os sacrum (Kreuzbein – Nutation / Kontranutation)
11. Articlatio sacroiliaca (Iliosakralgelenk – Bilateral anterior / posterior)
12. Articulatio coxae (Hüfte)
13. Articulatio genus (Kniegelenk)
14. Articulatio talocruralis (oberes Sprunggelenk)
15. Articulatio tarsometatarsalis (Lisfranc-Gelenkslinie am Vorfuss)

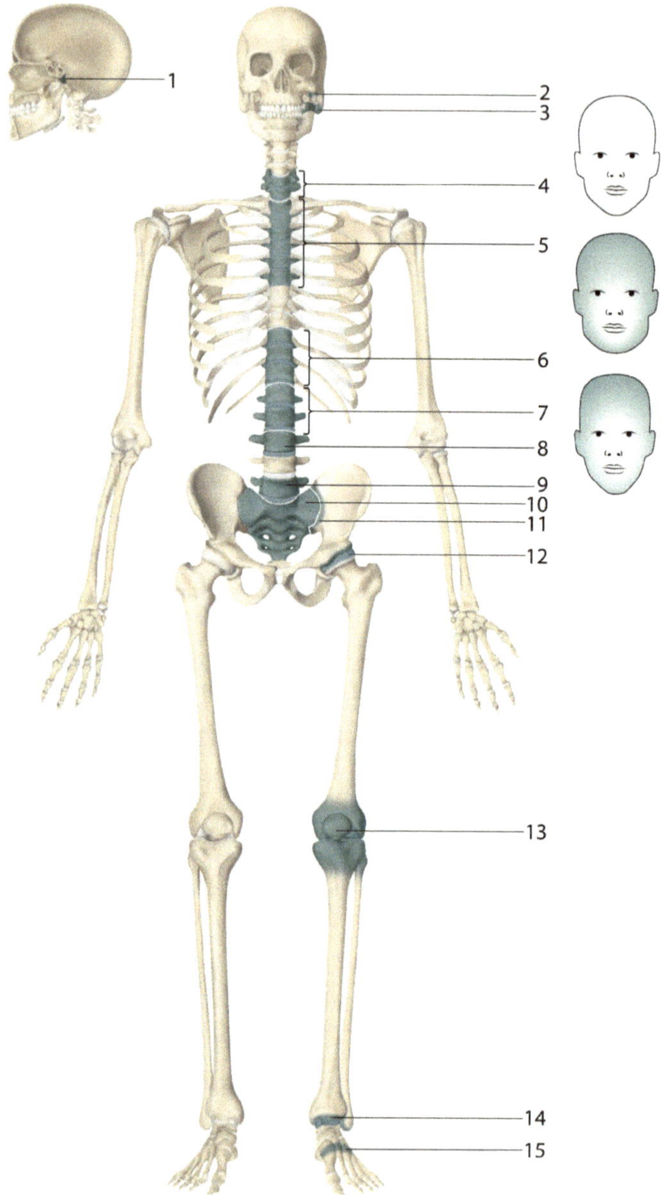

Abb. 7: Flexions- / Extensions-Kette

5.1.2 Pathologien / Dysfunktionen

Folgend die häufigsten Pathologien / Dysfunktionen bei der Flexions- und Extensions-Kette:

- Fasciitis plantaris (Entzündung der Sehnenplatte der Fusssohle)
- Achillessehnen-Probleme
- Kreuzbänder-Rupturen im Knie
- somatische Dysfunktionen aller oben unter «Anatomie» aufgeführten Gelenke
- Beckendysfunktionen (instabiles Becken)
- Verletzungen im Musculus quadriceps / Musculus ischiocrurale (Beinstrecker / Beinbeuger)
- Bandscheiben-Probleme im Lendenbereich (L5-S1 und Halswirbelsäulenbereich C6-C7)
- Funktioneller Scheuermann, erhöhte Kyphose, Lordose
- Arthrose im Kiefergelenk, Gebissfehlstellung
- Kopfschmerzen, Tinnitus, Schwindel, Augendruck, usw.

5.1.3 Ursachen für eine UFK

Es kommen viele Ursachen in Frage, wir beschränken uns hier auf die wichtigsten:

- Fehlhaltungen
- Traumata
- Fehlbewegungen
- Posturologie
- Dysfunktionen in einem der Gelenke
- usw.

5.1.4 Beispiel für eine Flexions- / Extensions-Kette

In der nebenstehenden Illustration sind eine biomechanische Kette respektive deren sichtbare Auswirkungen auf die Haltung zu sehen. Beginnend zuunterst ist der flach gedrückte Vorfuss, dann folgen das obere Sprunggelenk, das Knie (in Flexion), die Hüfte (in Flexion), das aufgerichtete Becken, die eher flache Lendenwirbelsäule und die nach vorne fallende Brustwirbelsäule. Dam it die Person geradeaus schauen kann, knickt der Kopf. Das führt zum sogenannten «Witwenbuckel» und zu Druck in den Halswirbeln C6 / C7 und bis in den Kopf. Betroffen sein können weiter das Interkraniale Gelenk (Synchondrosis sphenobasilaris) und das Kiefergelenk (Articulatio temporomandibularis), was über die Jahre hinweg sogar zu Zahn- oder Gebissfehlstellungen führen kann.

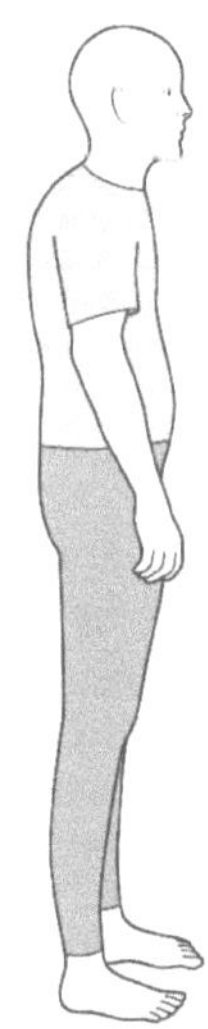

Abb. 8: Fehlhaltung verursacht durch eine biomechanische Kette

Diese Kette ist eine der am häufigsten vorkommenden und betrifft vor allem Menschen, die zu statisch und in einer Fehlhaltung am Computer arbeiten.

5.2 Rotations-Kette

Wie der Name schon sagt, geht es bei der Rotations-Kette um Gelenke, die als primäre Bewegungsrichtung die Rotation haben. Besteht in einem dieser Gelenke eine Dysfunktion kompensieren andere Gelenke in Rotation.

Selbstverständlich sind bei einer biomechanischen Rotations-Kette nicht immer alle unten aufgeführten Gelenke beteiligt. Es können beispielsweise nur die unteren Extremitäten betroffen sein, oder das Geschehen spielt sich nur in den Halswirbeln ab.

In der folgenden Grafik sind die Rotationsregionen blau markiert.

1. Synchondrosis sphenobasilaris, lateral strain links / rechts (SSB – Interkraniales Gelenk)
2. Articulatio temporomandibularis (Kiefergelenk – unilaterale posterior)
3. Vertebrae cervicales C1 (Atlas, oberster Halswirbel)
4. Vertebrae cervicales C3-C5 (Halswirbel C3-C5)
5. Superiorer Thorax Th1-Th5 inkl. Costa (oberer Brustwirbelbereich Th1-Th5 inklusive Rippen)
6. Inferiorer Thorax Th6-Th10 inkl. Costa (unterer Brustwirbelbereich Th6-Th10, inklusive Rippen)
7. Vertebrae lumbales L3 (3. Lendenwirbel)
8. Vertebrae lumbales L5 (5. Lendenwirbel)
9. Os sacrum (Kreuzbein – Torsion)
10. Articulatio sacroiliaca (Iliosakralgelenk – unilateral anterior / posterior)
11. Articulatio coxae (Hüfte)
12. Articulatio genus (Kniegelenk)
13. Articulatio talotarsalis (unteres Sprunggelenk)

Wie in der Gesichtsgraphik symbolisch zu erkennen, ist die Veränderung der Synchondrosis sphenobasilaris (SSB) in ein lateral strain oft auch schon im Gesicht erkennbar. Wenn die SSB in einem lateral strain steht und das schon seit Geburt, dann ist der Unterkiefer etwas zu einer Seite verschoben und ist im Gesicht gut erkennbar. Wir nennen dies auch ein «Bananen-Gesicht», da das Gesicht so schief ist, wie eine Banane im Gesicht.

5.2.1 Anatomie

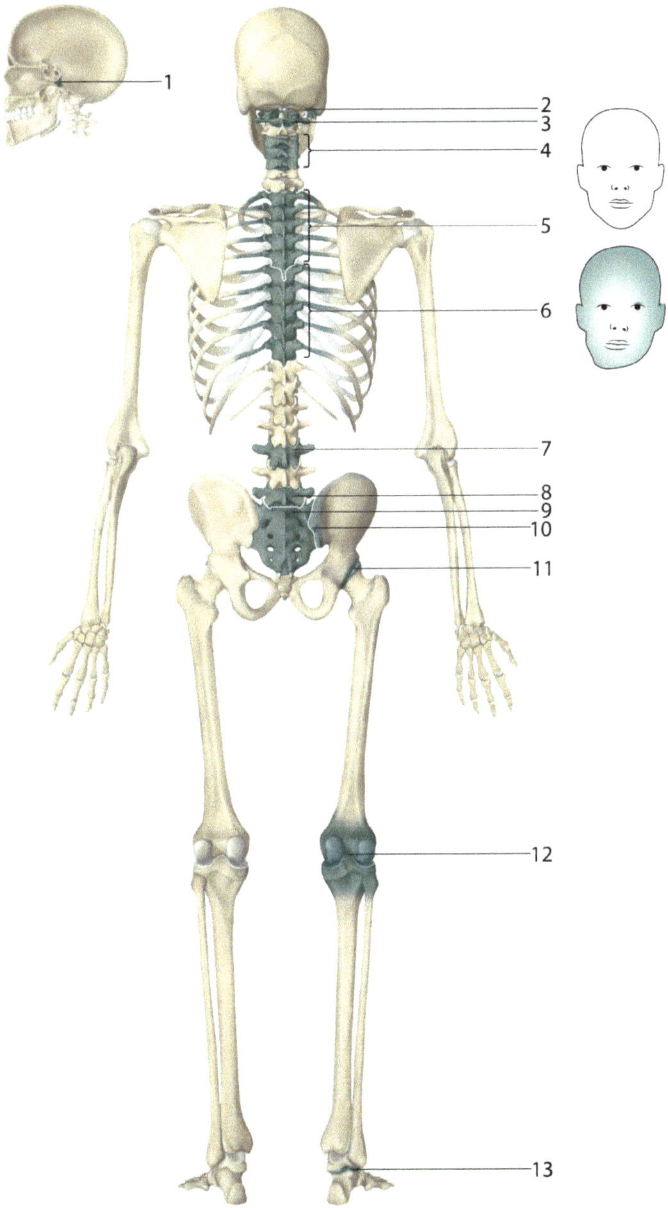

Abb. 9: Rotations-Kette

5.2.2 Pathologien / Dysfunktionen

Folgend die häufigsten Pathologien / Dysfunktionen bei der Rotations-Kette:

- Senk-, Platt-, Hohlfuss
- Fasciitis plantaris (Entzündung der Plantarfazie)
- Meniskus-Probleme
- Hüftarthrose
- Beckendysfunktionen (Beckenschiefstand) -
- Bandscheibenprobleme im Lendenbereich (L5-S1 / L3-L4)
- Rippenblockaden im Thoraxbereich
- Bandscheibenprobleme im Halswirbelsäulenbereich (C3-C6)
- Dysfunktionen oder Blockaden der C1 (oberster Halswirbel)
- Klicken bis hin zu Arthrose im Kiefergelenk, einseitige Arthrose im Kiefergelenk
- Kopfschmerzen, Migräne, Tinnitus, Schwindel, Augendruck
- usw.

5.2.3 Ursachen für eine UFK

Es kommen viele Ursachen in Frage, wir beschränken uns auf die wichtigsten:

- Fehlhaltungen
- Traumata
- Fehlbewegung
- Posturologie
- Dysfunktionen in einem der Gelenke
- usw.

5.2.4 Beispiele und Auswirkungen von Rotations-Ketten

Die Rotations-Kette ist wahrscheinlich eine der häufigsten biomechanischen Ketten und, wie erwähnt, manchmal von Kopf bis Fuss sichtbar. Spielen wir das zum besseren Verständnis an einem Beispiel durch: Sie sind mit Ihrem Fuss nach aussen weggeknickt (Inversionstrauma), dann ist das Os talus (Sprungbein) nach innen gefallen und das Os calcaneum (Fersenbein) in eine Abduktion (Abspreizung) gegangen.

Das hat im unteren Sprunggelenk zu einer Rotation geführt und im Knie zu einer kleinen Rotation. Dort könnte die Kette abbrechen, weil das Knie grundsätzlich keine Rotation mag. Hier kommen aber die Menisken ins Spiel. Sind sie noch jung und elastisch, ermöglichen sie eine gewisse Rotation, und die Kette setzt sich zur Hüfte fort. Diese rotiert ebenfalls, danach das Becken, und auch das Ilium (Darmbein) macht eine sogenannte Innen- oder Aussen-Rotation (Ilium anterior oder posterior).

Es folgt die Wirbelsäule, wo insbesondere der unterste Lendenwirbel L5 – übrigens der bekannteste Rotationswirbel – mit dreht. Als nächstes rotiert der Lendenwirbel L3, dann die unteren Brustwirbel Thorakal 6 bis 10 (rotieren mit der Rippe) und dann die oberen Thorakal 1 bis 5, die dagegen rotieren. Sehr bekannt als Mitdreher sind die anschliessenden Halswirbel C3 bis C5 und zuoberst der Atlas C1, der bekannteste der oberen Halswirbel, der wiederum dagegen dreht.

Auch an dieser Stelle ist oft nicht Schluss. Es geht weiter ins temporomandibuläre Gelenk (Kiefergelenk), dort gibt es eine unilaterale Posteriorisation (einseitiges nach hinten Schieben) eines Gelenks und als Ergebnis bis in den Schädel hinauf einen lateralen Strain (eine Dysfunktion des Synchondrosis sphenobasilaris (SSB)) – möglicherweise verbunden mit Kopfschmerzen. Und alles hat mit einem übertretenen Fussgelenk begonnen.

Zugegeben, das ist ein extremes Beispiel einer biomechanischen UFK, aber es zeigt, dass beispielsweise die Ursache für Kopfschmerzen manchmal an einem weit entfernten Ort zu suchen ist. Würde ein Patient als Beispiel noch Golf spielen, würde der 5. Lendenwirbel sich entgegen der Biomechanischen Kette in die andere Richtung drehen. Dies könnte schon zu einer akuten Blockade dieses Wirbels führen und die Rotationskette würde abrupt unterbrochen.

Je nach Körper kann es sein, dass die ganze Kette ausschliesslich mechanisch besteht, sehr oft gibt es jedoch eine fasziale oder neurologische Beteiligung. Und übrigens kann genau eine solche UFK die Ursache für eine sich erst Jahrzehnte später bemerkbar machende Hüftarthrose sein.

Das oben skizzierte Beispiel wird als aufsteigende UFK bezeichnet, weil die Ursache beim Fussgelenk liegt. Es gibt auch das Gegenstück dazu, die absteigende Kette: Ist zum Beispiel der Atlas C1 blockiert, kann das den Vagus-Nerv, den hauptvegetativen Nerv, reizen, was zu Problemen mit dem Darm respektive der Verdauung führen kann. Auch wenn es sich Laien kaum vorstellen können, ist es tatsächlich so, dass ein blockierter Atlas zu Verstopfungen führen kann. Selbstverständlich ist dieses Beispiel keine rein biomechani sche UFK mehr, sie hat ihre Ursache nur in der Biomechanik und führt danach über neurologische Wege hin zu Stoffwechselproblemen.

In den oberen Extremitäten gibt es ein weiteres Beispiel einer relativ häufigen Rotations-Kette, die insbesondere den Schultergürtel betrifft. Da wir Menschen meistens etwas verdreht sitzen und eine Schulter weiter vorne haben als die andere. Die Computer-Maus ist hier sicher das Beispiel, welches am häufigsten für diese Ursache gesehen wird. Geht die Schulter auf der einen Seite nach anterior (vorne) und der anderen nach posterior (hinten), ergibt sich über die Zeit eine Verschiebung des Glenohumeral-Kopfes (Schultergelenk-Kopfes) nach anterior / kaudal (vorne / unten). Daraus kann sich ein funktionelles Inpingement (Engpass-Syndrom) ergeben. Je nach Vorgeschichte der Patientin oder des Patienten kann sich diese Kette bis in die Hand fortsetzen. Kann somit zu Entzündungen in Weichteilen führen und zu den berühmten Tennis- oder Golfellenbogen führen. Würde die Kette anstatt als Rotations- als Flexionskette entstehen, wäre sie sogar bilateral (beidseitig) möglich.

5.3 Seitneigungs-Kette

5.3.1 Anatomie

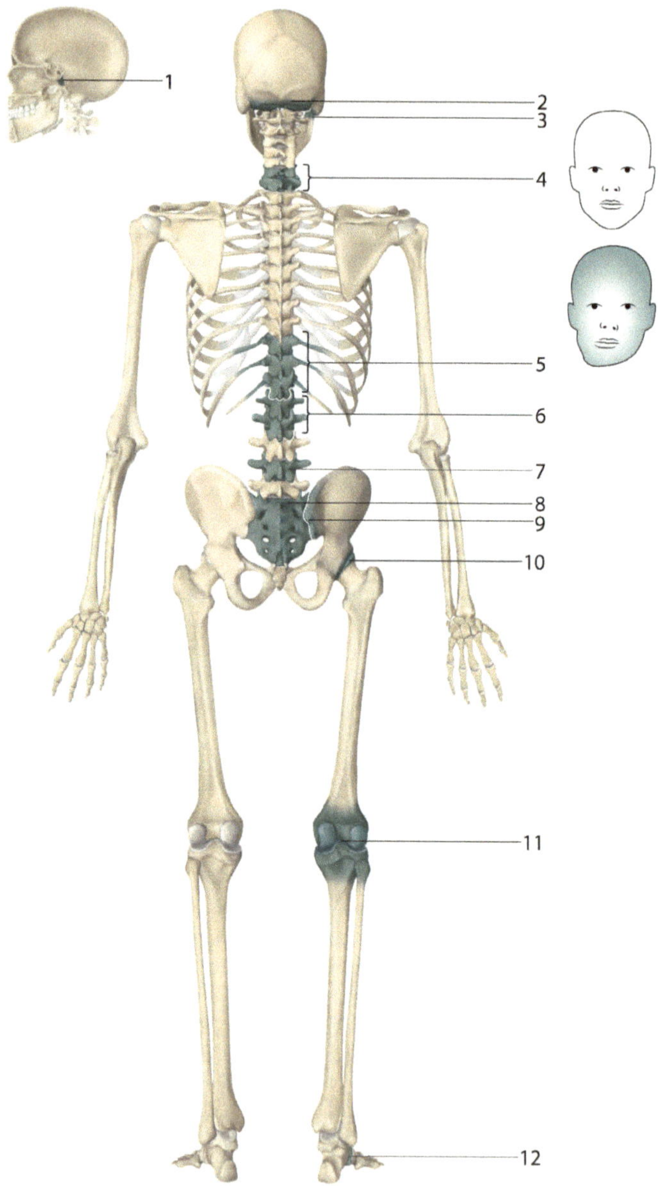

Abb. 10: Involvierte Gelenke bei Seitneigungs-Ketten

Synchondrosis sphenobasilaris-Rotation / Lateralflexion links / rechts (SSB – Interkraniales Gelenk)

1. Articulatio temporomandibularis (Kiefergelenk – unilaterale Kompression)
2. Os occiput (C0 - Hinterkopf und Kopfgelenke)
3. Vertebrae cervicales C6-C7 (6. und 7. Halswirbel)
4. Vertebrae thoracales inkl. Costa Th10-Th12 (10.-12. Brustwirbel inklusive Rippen)
5. Vertebrae lumbales L1-L2 (1. und 2. Lendenwirbel)
6. Vertebrae lumbales L4 (4. Lendenwirbel)
7. Os sacrum (Kreuzbein; Seitneigung)
8. Articlatio sacroiliaca Flare (Iliosakralgelenk; an- und abspreizen)
9. Articulatio coxae, Adduktion / Abduktion (Hüfte; abspreizen und heranziehen des Beines)
10. Articulatio genus vari / valgi (Kniegelenk; nach innen und aussen kippen)
11. Articulatio tarsi transversa (Chopard-Gelenk am Fuss)

Wiederum sind in der Illustration jene Gelenke farblich hervorgehoben, welche dieselbe primäre Bewegungsrichtung haben und zwar in diesem Fall Seitneigung.

Bevor wir uns diese Kette anschauen, nehmen wir uns zwei häufig gehörte Begriffe vor: Beckenschiefstand und Schulterschiefstand. Viele Menschen haben das bei sich erkannt oder haben es bei einer ärztlichen Untersuchung mitgeteilt erhalten, die wenigsten wissen jedoch, dass diese Schiefstände Teil einer Seitneigungs-Kette sein können. Gehen sie als erstes zum Orthopäden, kriegen sie oft eine Schuheinlage, die häufig gar nicht nötig wäre, weil nur sehr selten ein Beinlängenunterschied vorliegt. Speziell im Wachstum wird oft zu schnell zu Einlagen gegriffen, aber dies soll nicht heissen, dass es Einlagen nicht braucht. Ich arbeite mit guten Orthopäden zusammen, welche mit mir die Diagnostik vollziehen und somit optimal auf den Patienten abgestimmtes Schuhwerk oder Einlagen empfehlen.

Wie in der Gesichtsgraphik symbolisch zu erkennen, ist die Veränderung der Synchondrosis sphenobasilaris (SSB) in eine Rotation / Lateralflexion oft auch schon im Gesicht erkennbar. Der Schädel (Occiput) kann in eine solche Seitneigungskette involviert sein, und somit wirkt eine Seite des Gesichtes etwas schmaler als die andere.

5.3.2 Pathologien / Dysfunktionen

Folgend die häufigsten Pathologien / Dysfunktionen bei der Seitneigungs-Kette:

- Senk-, Platt-, Hohlfuss
- Seitenbänder-Probleme, mediale und laterale Kapselreizung am Knie
- Pes anserinus-Syndrom (flächenförmiger Zusammenschluss mehrerer Sehnen)
- Adduktoren-, Abduktoren-Probleme
- Hüftarthrose
- Beckendysfunktionen (Beckenshift)
- Rippendysfunktionen
- Bandscheiben-Probleme im Lenden- (L4-L5) und Halswirbelsäulenbereich C6-C7
- Klicken bis hin zur Arthrose im Kiefergelenk
- Kopfschmerzen, Tinnitus, Schwindel, Augendruck
- usw.

5.3.3 Ursachen für eine UFK

Es kommen viele Ursachen in Frage, wir beschränken uns auf die wichtigsten:

- Fehlhaltungen
- Traumata
- Fehlbewegung
- Posturologie
- Dysfunktionen in einem der Gelenke
- usw.

5.3.4 Beispiel einer Seitneigungs-Kette

Ist ein Knie in einer Valgus-Stellung (nach innen geknickt), kann eine Kette nach unten und / oder nach oben entstehen. Bei der Kette nach unten fällt der Fuss in einen Senk- oder Plattfuss. Verläuft die Kette nach oben, dann kommt die Hüfte in eine Adduktion (nach innen). Das Becken (Ilium) auf der gleichen Seite macht ein Outflare (Darmbeinschaufeln gehen nach lateral), und über die Lumbal-Bänder (zur Lende gehörende Bänder) zieht es den Lendenwirbel L4 in eine Seitneigung nach links, meistens sogar in eine grosse Seitneigung. Ein Valgus-Knie kann also im Extremfall zu einem akuten Beckenshift führen.

5.4 Diagnosemöglichkeiten für biomechanische Ketten

Bei allen biomechanischen Ketten gilt dasselbe Vorgehen zur Diagnose.

Jedes Gelenk wird in alle Bewegungsrichtungen untersucht (klinische Tests), und zwar vom Fussgelenk bis hinauf zum Synchondrosis sphenobasilaris (SSB) oder Kiefergelenk.

Nachdem der Osteopath lokal die Dysfunktionen im Körper gefunden hat, überprüft er anschliessend, ob er diese mit anderen Gelenken und Problemen (Pathologien) in Verbindung bringen und so eine Kette erklären kann.

Das Modell der biomechanischen Ketten hilft enorm beim Verständnis der Zusammenhänge von Dysfunktionen im Körper und entsprechend auch bei deren nachhaltiger Behandlung. Es ist eine Kombination aus gezielter klinisch-orthopädischer Untersuchung, fundierten anatomischen Kenntnissen und vernetztem Denken (Stichwort Ursache-Folge-Ketten), was zu einer vollständigen Diagnose führt.

5.5 Behandlungsmöglichkeiten für biomechanische Ketten

Behandlungen von biomechanischen Ketten oder von Dysfunktionen sind nichts Neues. Schon im Mittelalter wurden Knochen eingerenkt, und noch viel früher wurden in Persien oder Ägypten Gelenkmanipulationen durchgeführt. Ende des 19. Jahrhunderts wurden die ersten Schulen gegründet, damit das Wissen nicht mehr nur von Person zu Person weitergegeben werden konnte. Das war auch der Zeitpunkt, als der US-amerikanische Arzt Dr. Andrew Taylor Still in Kirksville seine erste Schule der Osteopathie eröffnete.

Grundsätzlich sind die Behandlungsmöglichkeiten bei allen biomechanischen Ketten gleich, es gibt jedoch verschiedene Methoden, um die Dysfunktionen zu lösen. Das geht von Jones- und Muscle-Energy-Techniken über Positional-Release-Techniken bis hin zu Mobilisationen, Manipulationen oder Listening. Wir gehen hier nicht auf die Behandlungen ein, dies würde zu weit führen, wichtig ist zu wissen, dass ein guter Osteopath mehrere «Werkzeuge», also Techniken hat, um eine Dysfunktion zu behandeln. Es muss nicht immer die Manipulation (Knacksen im Gelenk) sein. Es ist von mehreren Punkten abhängig, welches Werkzeug man nimmt.

Eine biomechanische Kette kann man grundsätzlich von unterschiedlichen Fachpersonen behandeln lassen. Bis hierher sollte jedoch klar geworden sein, dass meistens nur das Behandeln einer ganzen Kette und das vollständige Lösen der Dysfunktionen zu einer nachhaltigen Beschwerdefreiheit führen.

In meinen Augen sind Osteopathinnen und Osteopathen die einzigen mit den nötigen Kenntnissen und Fähigkeiten, um eine biomechanische Kette korrekt zu diagnostizieren und vollständig zu lösen. Das bedeutet aber nicht, dass wir die anderen Fachrichtungen nicht brauchen würden. Beispielsweise befreien Chiropraktoren lokal etwas, um Symptome zu lindern, während Physiotherapeuten mit entsprechenden Übungen dafür sorgen, dass sich eine Kette nicht wieder aufbaut.

Aus osteopathischer Sicht muss die Zielsetzung einer manuellen Behandlung immer folgendermassen sein:

- Positionelle Korrektur einer somatischen Dysfunktion

- Behandlung aller umliegenden Strukturen, inklusive der neurophysiologischen Reizsetzung
- Ursache-Folge- Kette behandeln

5.6 Pivot-Kette

5.6.1 Anatomie

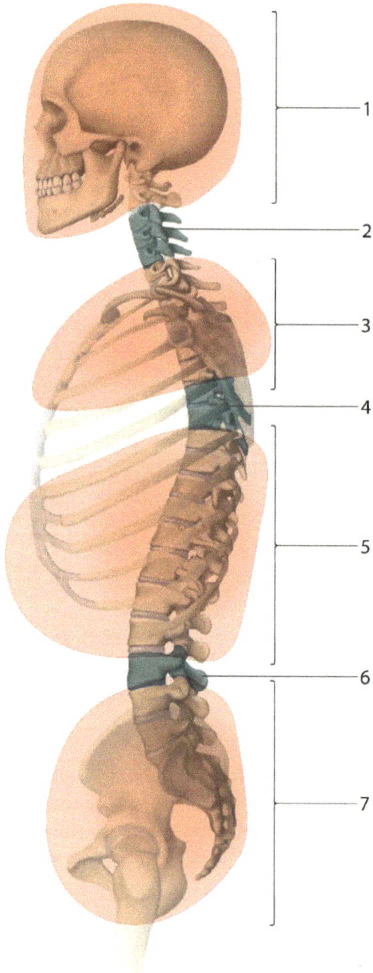

Abb. 11: Die Pivotwirbel und ihre biomechanischen Einheiten

Das Verständnis der Pivotwirbel ist für die Biomechanik der Wirbelsäule so wichtig, dass wir sie in einem separaten Kapitel behandeln. Pivotwirbel in der eigentlichen Bedeutung heisst «ausgleichende Wirbel». Wieso sie zu dieser Bezeichnung kommen, wird in diesem Kapitel erläutert.

Es gibt drei Pivotwirbel respektive -Wirbelgruppen, die zwischen vier biomechanischen Einheiten platziert sind:

1. Biomechanische Einheit Kopf
2. Pivotwirbel C 3, C4 und C5 (Halswirbelsäule)
3. Biomechanische Einheit oberer Thorax
4. Pivotwirbel TH5 und TH6 (Brustwirbelsäule)
5. Biomechanische Einheit unterer Thorax
6. Pivotwirbel L3 (Lendenwirbelsäule)
7. Biomechanische Einheit Becken

5.6.2 Biomechanische Einheit Becken – Pivotwirbel L3

Starten wir mit der «biomechanischen Einheit Becken», dazu gehören das Sakrum (Kreuzbein), das Ilium (Beckenschaufel), die unteren beiden Lendenwirbel L4 und L5 und ebenso das Hüftgelenk. L4 und L5 sind deshalb zum Becken so wichtig, weil sie über die sogenannten Ligamenta iliolumbalia (Bänder von den Beckenschaufeln zu den Lendenwirbeln L4 und L5) mit diesem verbunden sind. Diese Bänder sind sehr stark und dick, das ist der Grund, wieso die beiden Wirbel zur «biomechanischen Einheit Becken» dazugehören.

Durch ihre verborgene Lage im Becken und die starke Verbindung über die Bänder interagieren sie immer, wenn Becken, Hüfte, Ilium, Iliosakralgelenk oder Kreuzbein sich in irgendeine Richtung bewegen. Sie können mitdrehen oder auch mal dagegen drehen, dies ist von Patienten und Stärke der Dysfunktion abhängig. Leider ist auch dort am meisten mechanischer Druck (Erdanziehungskraft) vorhanden, und wenn solche Kompensationen über längere Zeit bestehen, der Druck und Zeit dazu kommt, kann es zu den berühmten Diskushernien von L5/S1 oder L4/L5 führen. Dies sind sicher aus diesen Gründen auch die meistgefundenen Diskushernien, die wir in der Praxis sehen.

Auf diese miteinander verbundene und direkt interagierende Einheit folgt der Pivotwirbel L3. Er ist anatomisch gesehen über dem Beckenrand (siehe Illustration), viel weniger über Bänderstrukturen verbunden und kann deshalb dagegen drehen. Ebenso ist er der Apex, das heisst der Höhepunkt der Lendenlordose, oder eben der Wirbel, der von allen Lendenwirbeln am horizontalsten steht. Im Gegensatz zu L4 und L5 ist er nicht mit dem Becken oder den Rippen verbunden, das heisst, er hat die Möglichkeit auszugleichen, was sich in den darunter oder darüber liegenden biomechanischen Einheiten abspielt.

Sei es Flexion, Extension, Seitneigung oder Rotation, der L3 kompensiert es (so lange wie möglich). Man kann ihn sich wie eine Tänzerin vorstellen, die auf einer Rüttelplatte steht und ein Glas Wasser auf dem Kopf balanciert. Um nichts zu verschütten, gleicht sie alles aus, was unter ihren Füssen geschieht.

Sehr oft finden wir L3 in einer Dysfunktion, denn die biomechanische Einheit ist selten in alle Bewegungsrichtungen frei und L3 muss über längere Zeit kompensieren. Wenn dann der Patient die richtige oder eben mechanisch falsche Bewegung ausführt, kann dies zum berühmten «Hexenschuss», zur akuten Blockade in einem Fazettengelenk von L3 führen.

L3 ist noch aus einem anderen Grund wichtig: Ventral (gegen den Bauch hin) von ihm verläuft die Radix mesenterii (Wurzel des Dünndarms), und an dieser Stelle ist der Abstand zwischen Bauchfell und Lendenwirbelsäule am geringsten. L3 kann einfach in die Extension (Streckung nach vorne) kommen, wenn die Radix mesenterii ihre Elastizität verliert, zum Beispiel bei einem Morbus Crohn (Entzündliche Darmerkrankung).

5.6.3 Biomechanische Einheit unterer Thorax – Pivotwirbel TH5 und TH6

An den L3 schliesst nach oben hin die «biomechanische Einheit unterer Thorax» an. In der Fachliteratur wird diese auch als «biomechanische Einheit Zwerchfell» bezeichnet, was ich nicht als korrekt erachte, da diese Einheit nicht nur aus dem Diaphragma (Zwerchfell) besteht.

Dieser Bereich, inklusive Rippen, wird aus verschiedenen Gründen als Einheit angesehen. Einerseits bewegen sich die Wirbel biomechanisch gesehen alle ähnlich, weil die Wirbelsäule ab L3 beginnt, von einer Lordose in eine Kyphose zu gehen, in eine Flexion. Die Facettenausrichtung der Wirbel (Facettengelenke sind Gelenke an den Wirbelkörpern) ändert sich an gleicher Stelle ein wenig, dadurch verändert sich auch die Beweglichkeit. Die unteren Rippen haben auch starke Muskeln, welche sie als Einheit mitbewegen, wie der M. quadratus lumborum (viereckiger Lendenmuskel), die schrägen Bauchmuskeln und die Fascia thoracolumbalis (Rückenfaszie). Diese sind so stark und an mehreren Rippen befestigt, dass dies zu Dysfunktionen dieser Einheit führen kann.

Weiter ist es so, dass sich in dieser biomechanischen Einheit das Crus diaphragmaticum befindet (Aufhängung des Zwerchfells), deshalb ist das Zwerchfell für diese Einheit von essenzieller Bedeutung.

Der Musculus iliopsoas (Hüftbeuger) ist mit dem Crus diaphragmaticum (Aufhängungen des Zwerchfells) faszial verbunden, und zusammen sind sie mit dem Thorakolumbalen Übergang (TLÜ; TH10 bis L2) verbunden, wobei die eigentliche fasziale Verbindung von TH7 bis L4 geht.

Kommt es in diesem Bereich zu einer somatischen Dysfunktion, dann reden wir immer von einer Gruppendysfunktion, oft in einer Seitneigung. Das heisst, die ganze betroffene Gruppe von Wirbeln neigt sich zur Seite. Natürlich gibt es Fälle, wo die Seitneigung schon besteht, zum Beispiel im Sinne einer Skoliose, und der Iliopsoas und das Zwerchfell deshalb Probleme haben, aber meistens ist die Seitneigung nicht die Ursache, sondern die Folge. Verkürzt könnte man sagen, dass Zwerchfell-Probleme zu einer Seitneigung führen (können).

Nach der zweiten biomechanischen Einheit folgen zwei Pivotwirbel, das sind Thorakal 5 und 6. Wie schon L3 weiter unten gehören auch sie zu den horizontalsten Wirbeln in der Wirbelsäule, aber sie sind jetzt der Apex der Kyphose der Brustwirbelsäule, das heisst, der am weitesten nach dorsal (gegen den Rücken hin) reichende Punkt der Brustwirbelsäule. TH 5 und 6 kompensieren wie L3 gegen unten und oben.

5.6.4 Biomechanische Einheit oberer Thorax – Pivotwirbel C3, C4 und C5

Anschliessend folgt die «biomechanische Einheit oberer Thorax». Hier ändert sich die Biomechanik aller beteiligten Wirbel wieder von Flexion zu Extension. Zu dieser biomechanischen Einheit gehören neben TH4 bis C6 auch Herz und Lunge, welche durch die starken cerviko-pleuralen respektive die vertebro- oder cerviko-kardialen Ligamente mit der Halswirbelsäule verbunden sind. Dieser Bereich des unteren Nackens, der Cerviko-Thorakale-Übergang (CTÜ) von den Hals- zu den Brustwirbeln, ist wenig beweglich und muss deshalb sehr oft kompensiert werden, teilweise bis hinunter zu L3.

Diese Einheit könnte man auch Schultergürtel nennen, denn die Schulterblätter, die Schüsselbeine, die oberen Extremitäten und die Myofaszialen Verbindungen sind so stark miteinander verbunden, dass die ganze Einheit als Schultergürtel sich miteinander bewegt (siehe «oberes gekreuztes Syndrom», Kapitel 6.4.6, S. 66). Wie schon erwähnt, geht gerne mal eine Schulter nach vorne, und dies bedeutet, die andere nach hinten, und somit bewegen sich alle Strukturen in der biomechanischen Einheit oberer Thorax zusammen.

Auf diese Einheit folgen die Pivotwirbel C3, C4 und C5. Auch diese drei Wirbel liegen sehr waagrecht. Sie sind frei von Bändern, die an ihnen ziehen könnten und haben nur muskuläre Verbindungen. Diese grosse Mobilität ermöglicht ihnen, sehr flexibel auf das Geschehen ober- und unterhalb zu reagieren. Sehr oft findet man im unteren Bereich der Halswirbelsäule Blockaden, also Dysfunktionen, die dann von einem oder mehreren der drei Pivotwirbel C3 bis C5 kompensiert werden. Diese Dysfunktionen zeigen sich oft als Restriktionen, da sie gerne kompensieren, aber nicht gleich dekompensieren. Dies wird dann weiter oben ganz sicher geschehen.

5.6.5 Biomechanische Einheit Kopf

Ganz zuoberst folgt schliesslich die «biomechanische Einheit Kopf», man nennt sie auch OAA oder Occiput-Atlas-Axis-Bereich. Sie umfasst den Schädel (C0), inklusive SSB (Kiefergelenk) und die ersten beiden Halswirbel C1 und C2. Diese beiden agieren immer zusammen mit dem Kopf. C1, der Atlas, ist ein Rotationswirbel, und sobald wir den Kopf drehen, dreht er bis 45° nach links und rechts mit. Erst wenn diese Drehung überschritten wird, kommen die restlichen Halswirbel mit. C2 ist über einen Dens (ähnlich einem knöchernen Fortsatz), der nach oben in Richtung Schädel (Occiput) führt, mit starken Bändern am Hinterkopf angemacht. Das hat zur Folge, dass er jede Bewegung des Kopfes mitmacht. Neigt sich der Kopf beispielsweise zur Seite, muss der C2 auch reagieren.

Öfters kommen Patienten mit Kopfschmerzen in meine Praxis, bei denen bisher nur in der OAA (biomechanische Einheit Kopf) manipuliert oder mobilisiert worden ist. Man hat vergessen, die restriktiven Pivotwirbel C3 bis C5 ebenfalls zu lösen. Diese haben möglicherweise schon seit Jahren von unten her kompensiert und sind aktuell nicht mehr in der Lage dazu. Erst wenn sie wieder frei sind, sind sie dazu wieder in der Lage, wobei ich dringend anrate, über die ganze Wirbelsäule, das heisst über alle 24 Wirbel, für die nötige Mobilisation zu sorgen. Damit erhält der Körper viel mehr Möglichkeiten zur Kompensation.

Werden nur die oberen Wirbel bis zum Schädel manipuliert, kann es sein, dass diese in Stunden, Tagen, oder Wochen wieder zurück in ihre Kompensation springen.

Diese Pivotwirbel sind äusserst wichtig, um die Biomechanik der Wirbelsäule respektive biomechanische Ketten wirklich zu verstehen. Sie sind oft restriktiv, das heisst, in einer Dysfunktion. Werden diese nicht erkannt, können auch hier die Symptome stets wiederkehren.

Bei Bandscheibenvorfällen ist es für die Patienten von grossem Vorteil, dass die Biomechanik der Wirbelsäule optimal funktioniert. Anstatt dass eine blockierte Wirbelsäule bei jeder falschen Bewegung auf die schmerzende Stelle drückt, kann sie im besten Fall kompensieren und damit den Schmerz deutlich reduzieren. Wir können somit den falschen mechanischen Druck von der Bandscheibe nehmen, hoffen, dass es den Nerv befreit und somit die Schmerzen eliminiert.

Nochmals ein Beispiel, um die Wichtigkeit des Verständnisses von Ketten zu unterstreichen: Patient A geht wegen Schmerzen in der Halswirbelsäule zu einem Mediziner. Dieser löst C6 und C7 und manipuliert vielleicht noch das Ilium. Besteht das Problem erst seit drei Tagen, kann es sein, dass es damit gelöst ist. Laboriert der Patient hingegen schon seit Monaten oder vielleicht Jahren daran herum, dann muss die ganze Kette abgebaut werden, weil sie sich sonst unweigerlich wieder aufbaut und die Blockaden von neuem entstehen. Das heisst, man muss auch das umliegende Gewebe behandeln, die Faszien und Muskeln lösen sowie das Zwerchfell und die Ligamente entspannen, die biomechanischen Ketten abbauen, und erst jetzt kann der Körper wieder wie gewünscht (und nötig) kompensieren.

Nach den biomechanischen UFK folgen als nächstes die faszialen Ketten. Als Einstieg befassen wir uns zuerst grundsätzlich mit den Faszien (Bindegewebe).

6 Fasziale Ketten

6.1 Faszien

Bevor wir uns den eigentlichen faszialen Ketten zuwenden, ist es sinnvoll, sich grundsätzlich mit den Faszien zu befassen, um zumindest ein rudimentäres Verständnis davon zu haben. Wenn die Faszien für Sie nichts Neues sind, können Sie direkt zu den Ketten springen (Kapitel 6.2).

Früher hat man «Bindegewebe» gesagt, heute heisst es Faszie. Gemeint ist dasselbe. Wobei «Faszie» im englischen Sprachgebrauch (Fascia) schon viel länger benutzt wird. Bereits im ausgehenden 19. Jahrhundert hat der US-Amerikaner Andrew Taylor Still, Begründer der Osteopathie, diesen Begriff verwendet, und in einem Zitat von ihm ist überliefert, welche enorme Wichtigkeit er in ihnen gesehen hat:

«Ich kenne keinen Körperteil, der den Faszien als Aufgabengebiet gleichkäme. Mehr als jeder andere Teil des Körpers werden die Faszien, wenn sie einmal genau erforscht sind, reiche und goldene Gedanken hervorbringen. Von welchem Blickwinkel wir die Faszien auch betrachten, überall tun sich Wunder auf.»

Das ist auch nach Abzug der blumigen Sprache eine Aussage, die an Deutlichkeit kaum zu überbieten ist. Im Laufe dieses Kapitels wird sich zeigen, ob wir die dadurch geschürten Erwartungen einlösen können.

In einem weiteren Zitat vom gleichen Autor wird ausgedrückt, was das (damalige) Ziel der Osteopathie gewesen ist:

«Unsere Arbeit ist getan, wenn diese verbindende Substanz, die Faszien, in allen Teilen frei sind, so dass sie alle Flüssigkeiten empfangen und abgeben können und diese frei fliessen können, die Nerven ihre Freiheit zur Aktion haben. Die Ursache jeder pathologischen Veränderung liegt in der Faszie, weil die Faszien den Boden für Gesundheit wie auch Krankheit liefern.»

Wie weit sich die damaligen Aussagen mit dem heutigen Stand decken, wird auf den nächsten Seiten aufgearbeitet. Steigen wir nun ein in die grundlegenden Fragen zu den Faszien.

6.1.1 Faszinierende Faszien

Der Begriff «Faszie» ist abgeleitet vom lateinischen «fascia», was so viel bedeutet wie Binde, Band oder Bandage. Die Faszien kann man sich als feine, äusserst widerstandsfähige und wenig dehnbare «Haut» vorstellen, die jeden Muskel, jedes Gelenk und Organ – einfach alles im Körper – umhüllt sowie zusammenhält und aus Stabilitätsgründen an bestimmten Knochen befestigt ist.

Wer schon einmal ein rohes Steak etwas genauer angeschaut hat, dem ist womöglich die weisse, feine Haut aufgefallen, die das (Muskel-)Fleisch umhüllt. Das sind Faszien. Ist Ihnen dieses Beispiel zu blutig, dann können Sie eine Grapefruit aufschneiden und sich genauer anschauen, wie die einzelnen Schnitze von einer feinen Haut umhüllt werden. Ein menschlicher Körper ist genauso aufgebaut. Eigentlich sind wir nur ein Wasserballon mit vielen kleinen Unterteilungen. Wie die Grapefruit, die sehr fest ist, bis wir sie zerschneiden oder ausdrücken, läuft kein Saft heraus und kann sogar als harter Ball gesehen werden.

Das war die Erklärung für Einsteiger. Wenn es etwas präziser und medizinischer ausgedrückt werden soll, dann könnte es folgendermassen heissen: Faszien durchdringen den ganzen Körper als ein umhüllendes und verbindendes Spannungsnetzwerk. Hierzu gehören alle kollagenfaserigen Bindegewebe, insbesondere Gelenk-und Organkapseln, Sehnenplatten (Aponeurosen), Muskelsepten, Bänder, Sehnen, Retinacula sowie die «eigentlichen Faszien» in der Gestalt von flächigen festen Bindegewebsschichten wie zum Beispiel die Plantarfaszie. Sie sind alle von unterschiedlicher histologischer Struktur (Zellstruktur), aber gleicher embryologischer Entwicklung.

Bemerkenswert und wenig bekannt ist, dass die Faszien über viel mehr Bewegungssensoren und Schmerzrezeptoren verfügen als Muskeln und Gelenke. Sie sind eng mit dem vegetativen Nervensystem verbunden und im unablässigen Austausch.

Sind Sie sich der Aussage des vorangehenden Absatzes bewusst? Nicht nur Muskeln und Gelenke sind hauptsächlich für unsere Bewegungen verantwortlich, es sind die Faszien! Dank ihnen können wir unseren Körper und seine Lage im Raum jederzeit wahrnehmen und unsere Bewegungen darauf abstimmen, ohne über jeden Schritt bewusst nachdenken zu müssen. Und übrigens verfügen Faszien über ein emotionales «Gedächtnis». In ihnen ist alles abgespeichert, was wir erlebt haben, insbesondere auch Schmerzen.

Jedes Trauma, jede Operation und jede Bänderverletzung wird in unserem Körper immer spürbar sein. Wir Osteopathen werden manchmal verdutzt angeguckt, wenn wir bei der Untersuchung fragen, ob der Patient oder die Patientin einmal einen Unfall an der Halswirbelsäule oder den Fuss verstaucht hatte. Für uns ist das so normal wie ein Händeschütteln. Die von einem solchen Ereignis betroffene fasziale Struktur wird immer anders sein als jene, die nie eine Verletzung erlitten hat. Sie verliert meistens von ihrer Elastizität, denn eine Verletzung muss der Körper mit Kollagen heilen (mehr zu Kollagen im nächsten Unterkapitel), und dieses ist immer spürbar.

Mit 20 verhält sich das natürlich anders als mit 50 Jahren, da wir in jungen Jahren noch genügend Flüssigkeit in den Faszien haben und diese deshalb gut kompensieren können. Spätestens mit 50 sieht es anders aus. Es gibt keine schnelle Zellteilung mehr, und die Flüssigkeit geht aus dem Körper. Übrigens ist das auch der Grund, wieso wir Falten im Gesicht bekommen.

6.1.2 Bestandteile von Faszien

Faszien besitzen eine extrazelluläre Matrix, welche die gelartige Grundsubstanz beinhaltet, aus der alles produziert wird. Diese Matrix ist eine formgebende Flüssigkeit mit vielen Aufgaben. So ist sie ebenso Puffer wie Füller und hat eine transportierende, speichernde und ernährende Funktion. Der Hauptbestandteil der Grundsubstanz ist Wasser, und in ihr sind unter anderem Polysaccharide und Fette gespeichert sowie die Proteine Kollagen und Elastin enthalten. Die letzteren sorgen für Festigkeit oder Elastizität des Gewebes. Das Verhältnis ihrer Zusammensetzung macht aus, welche Funktion es haben wird. Fibroplasten sind ein weiterer Bestandteil, und sie haben die Aufgabe, Kollagen und Elastin aufzubauen.

Das Ergebnis ist je nach Zusammenstellung etwas flüssiger oder härter. Im Klartext, aus diesen Bestandteilen kann von Blut bis Knochen praktisch alles entstehen.

Ist in einem Gewebe mehr Kollagen enthalten, dann ist es härter, weniger elastisch und wird z.B. als Band bezeichnet. Ist es etwas weicher, steckt mehr Elastin drin, und wir sprechen von einer Sehne. Noch weicher und elastischer ist der Muskel. Die Funktion definiert also, wie viel von was drin steckt, respektive drin stecken muss.

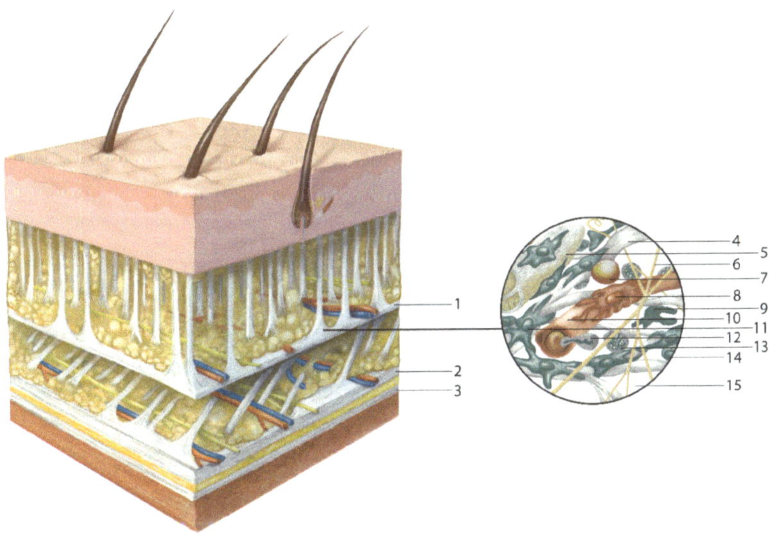

Abb. 12: Arten von Faszien (links, superfiziell, profund, viszeral) und ihre Bestandteile (rechts)

Am Iliotibial-Band lässt sich eine Veränderung durch eingelagertes Kollagen sehr einfach zeigen. Bei der Geburt eines Kindes ist dieses Band noch nicht vorhanden. Es muss aber entstehen, wenn das Kind aufstehen will, denn es muss das Becken (und zu einem gewissen Teil auch das Knie) nach lateral stabilisieren. Im Laufe der Zeit wird in diesem Band immer mehr Kollagen eingelagert, und am Schluss hat man ein sehr starkes Band.

Arten von Faszien

1 Superfiziale Faszie

2 Profunde Faszie

3 Viszerale Faszie

Bestandteile von Faszien

4 Kollagen

5 Nervenzellen

6 Elastin

7 Fettzellen

8 Perizyten

9 Makrophagen

10 Kapillaren

11 Fibroblasten

12 Leukozyten

13 Mastzellen

14 Lymphozyten

15 Grundsubstanz

Die Illustration zeigt alle Bestandteile von Faszien. Hier nochmals zur Erinnerung: Die Faszien werden durch Genetik, Epigenetik, den Gebrauch unseres Körpers, die Ernährung und weitere Faktoren beeinflusst, das heisst, wir können zu einem grossen Teil mitbestimmen, wie es um unsere Faszien steht!

6.1.3 Arten von Faszien

Faszien, Faszien, Faszien … – überall in unserem Körper gibt es Faszien, aber nicht alle sind gleich oder haben die gleiche Aufgabe. Damit man dieses Chaos von Faszien wieder einigermassen versteht, versuchen viele Forscher, wieder Gruppierungen zu machen. Es gibt hier unterschiedliche Nomenklaturen, je nach Literatur und Forscher. Dennoch finde ich es sinnvoll, wenn man sie grundsätzlich in drei unterschiedlichen Faszien-Typen unterscheidet: superfiziale, profunde und viszerale Faszien.

Superfiziale Faszie (oberflächliche Faszie)

Die superfiziale Faszie hüllt den Körper fast wie ein Taucheranzug ein. Sie liegt zwischen dem Fettgewebe der Unterhaut und dem Bewegungsapparat und besteht aus verflochtenen, festen und gleichwohl elastischen Kollagenfasern.

Profunde Faszie (tiefe Faszie)

Wie es der Name schon sagt, sitzen die profunden Faszien tiefer unter der Haut als die superfizialen. Sie umhüllen alle Muskeln, Knochen, Blutgefässe und auch die Nervenbahnen und sind mit den inneren Organen verbunden.

Viszerale Faszie (Organfaszie)

Die viszeralen Faszien umschliessen die inneren Organe und sorgen dafür, dass diese an ihrem angestammten Ort bleiben. Ohne Faszien würden sie lose im Körper herumpurzeln. Stellen Sie sich vor, Sie legen sich in eine Hängematte, dann ist die Hängematte für Sie das, was die viszeralen Faszien für die inneren Organe sind.

6.1.4 Funktionen von Faszien

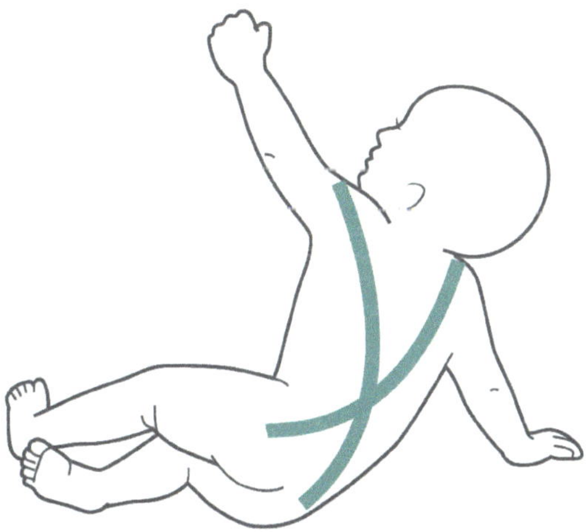

Abb. 13: Entstehung faszialer Ketten

Wie vorne angesprochen, kann man sich die Faszien wie einen Taucheranzug vorstellen, der den ganzen Körper von Kopf bis Fuss einhüllt und alles mit allem verbindet. Sie umhüllen zusätzlich jeden Muskel und auch jeden Muskelstrang, ja sogar jede einzelne Muskelzelle und verleihen ihnen Form. Mit diesem Bild vor Augen ist es einleuchtend, dass sie zum einen für Körperstabilität sorgen, andererseits für die Bewegung eminent wichtig sind, weil sie an jeder Muskelkontraktion beteiligt sind. Gehen Sie beispielsweise auf eine Bergwanderung, dann sorgen die Faszien für die nötige Stabilität in den Beinen und im Rumpf, damit Sie sich sicher fortbewegen können.

Diese entstehen im Babyalter. Zuerst rollen wir von Seite zu Seite, dann richten wir uns auf und fangen an, uns zu bewegen. Durch diese ersten Bewegungen entstehen die ersten faszialen Ketten in unserem Körper.

Wie gesagt halten die Faszien die Muskeln respektive Muskelstränge zusammen, gleichzeitig haben sie auch eine trennende Funktion. Zwischen den Faszien wird die Lymphe geleitet (Flüssigkeit, die Nähr- und Abfallstoffe hin- und hertransportiert). Bewegen sich nun die Muskeln und damit die Faszien, dann wird dieser Transport unterstützt. Faszien sind jedoch mehr als eine blosse Hülle, «sie besitzen eine der glatten Muskulatur vergleichbare Kontraktionsfähigkeit und können so die muskuloskelettale Mechanik beeinflussen.» (nach Schleip, Kängler, Lehmann-Horn)

An dieser Stelle kommen wir nicht umhin, die Muskelsepten (Septum intermusculare) anzusprechen. Sie trennen benachbarte Muskeln oder Muskelgruppen funktionell voneinander ab und sind eng verbunden mit Epimysium und Faszien. In den Septen verlaufen die ganzen Gefässe wie Arterien, Venen oder Lymphen. Sie verkleben sehr oft, was zur Folge hat, dass die Muskeln nicht mehr richtig miteinander arbeiten können.

Auch beim Thema Kraft kommt den Faszien eine überragende Rolle zu. Als Analogie funktioniert ein Pfeilbogen. Zieht man an der Sehne, wird die aufgewendete Kraft im gespannten Bogen gespeichert. Sobald man die Sehne loslässt, wirkt die Kraft und der Bogen schnellt in die Ausgangsstellung zurück.

Übertragen auf den Körper funktioniert das am Beispiel des Fusses folgendermassen. Im Bereich der Fusssohle findet sich die Plantarsfaszie. Verlagern wir unser Körpergewicht auf einen Fuss, wird diese Faszie gedehnt, sie ist jetzt wie der gespannte Pfeilbogen. Im Moment, wenn wir das Gewicht auf den anderen Fuss verlagern, schnellt die gedehnte Faszie in die Ausgangsposition zurück und verleiht uns «Schub». Grundsätzlich gilt dabei, je elastischer die Faszien sind, desto mehr Kräfte kann man gewinnen.

Abschliessend eine Zusammenfassung der Funktionen in aufzählender Form:

- Verleihen Organen und Haut, einfach allem, was uns Form gibt, eine Struktur
- Sind Träger aller Gefässe wie Arterien, Venen, Nerven usw.
- Sorgen durch die kontraktilen Elemente für Bewegung

- Erbringen durch ihre Anheftung an Knochen eine Stütz- und Aufhängefunktion
- Sorgen für Wundheilung und Narbenbildung
- Speichern Fett und Wasser
- Verbessern die Immunität, weil Faszien Träger der lymphatischen Gefässe sind
- Transportieren Nahrung
- Haben eine Filterfunktion
- .....

6.1.5 Faszien und Schmerzen

«Wer sich nicht bewegt, verklebt.» Dieses Zitat des Faszienforschers Robert Schleip bringt die grösste Gefahr bei den Faszien auf den Punkt. Stellen Sie sich vor, was geschieht, wenn Sie zwei Lagen hauchdünner Klarsichtfolie aufeinanderlegen. Sie verkleben und sind kaum mehr voneinander zu trennen. Etwa so können Sie es sich vorstellen, wenn Faszien verkleben. Die Verklebung ist jedoch nur ein Aspekt. Bewegungsmangel, Schonhaltungen oder Operationen können dazu führen, dass sich unsere Faszien verkürzen und verhärten. Das heisst, die dehnbareren Anteile an Elastin werden reduziert und durch zähere Kollagenanteile ersetzt. Das führt zu einer wesentlich höheren Grundspannung im Körper – mit Folgen für die Beweglichkeit und Gleitfähigkeit der Faszien. Dass daraus oft Verspannungen und Schmerzen resultieren, versteht sich von selbst. Wie in der Illustration in Kapitel 6.1.2 «Bestandteile von Faszien» gesehen, enthalten diese auch Nerven, darunter viele freie Schmerznerven.

Vor dem Hintergrund der vorangegangen Ausführungen über das fasziale Netzwerk, das mit allem und jedem verbunden ist, braucht es keine geistigen Höchstleistungen, um zu verstehen, dass eine Verklebung, Unbeweglichkeit oder Spannung an einem Ort zu Schmerzen an einem ganz anderen führen kann. Dabei muss es nicht bei Schmerzen bleiben, es kann deswegen sogar zu schwerwiegenderen Verletzungen wie Rissen im Gewebe kommen. Stellen wir uns vor, die Wadenfaszie ist verklebt, dann kann sich dies über die Oberschenkel und den Rücken bis hinauf zu den Schultern auswirken und dort Schmerzen auslösen, was ein weiteres Beispiel für die Wichtigkeit ist, der Schmerzursache tatsächlich auf die Spur zu kommen und am Ursprungsort zu behandeln.

Ein anderes Beispiel ist die Lendenfaszie, notabene die grösste Faszie im Körper. Sie ist im Unterrücken und verbindet die Rücken- mit den Gesäss- und hinteren Oberschenkelmuskeln. Eine Verklebung im Rücken kann deshalb Probleme mit der Oberschenkelmuskulatur auslösen. Übrigens gilt die Lendenfaszie bei Faszienforschern als Hauptverdächtige für die Entstehung von Kreuzschmerzen.

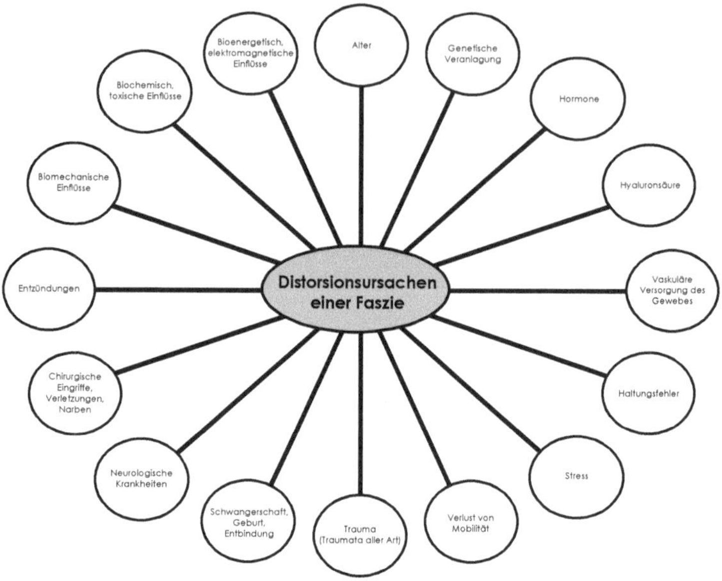

Abb. 14: Aufzählung von Distorsionsursachen einer Faszie (nicht abschliessend)

In Kapitel 10.1 Stress werde ich aufzeigen, dass bei mir häufig der «Patient Stress» zur Behandlung kommt und dabei in erster Linie psychischen Stress ansprechen. Stress hat jedoch meistens auch physische Auswirkungen. Sind wir gelassen und ausgeglichen, ist unsere Körperspannung im Normalfall tiefer als wenn wir gestresst sind. Im Übrigen ist dieser Zusammenhang auch umgekehrt gegeben. Sind unsere Faszien unter erhöhter Spannung, dann fühlen wir uns gestresst und unruhig.

Es ist ratsam, schon in jungen Jahren ein Auge auf die Grundspannung des Körpers zu haben. Schaffen wir es nämlich nicht, die Faszien immer wieder zu entspannen, dann wird die erhöhte Spannung irgendwann zum «Normalzustand» oder anders gesagt chronisch. Das kann im Extremfall dazu führen, dass schon 30-jährige Menschen sehr unbeweglich sind und Probleme mit der Grobmotorik haben. Wer mit einer erhöhten Grundspannung in den Faszien leben muss, ist für Verletzungen sehr viel anfälliger. Schon normale, vielleicht etwas schneller als üblich ausgeführte Bewegungen können zu Zerrungen oder Stauchungen (Distorsionen) führen. Wie sich diese Menschen mit 60 bewegen werden, können Sie sich selbst ausmalen.

Eine besondere Schwierigkeit mit Verklebungen im faszialen Gewebe liegt darin, dass Sie diese nicht mit herkömmlicher Gymnastik oder Dehnübungen mobilisieren können. Je nachdem wie lange die Verklebung besteht, wie tief sie liegt und wie intensiv sie ist, bringt man sie allenfalls mit einem speziell dafür entwickelten Übungsgerät, der sogenannten Blackroll, und den richtigen Übungen wieder weg. Falls nicht, braucht es die erfahrenen Hände eines entsprechend geschulten Therapeuten.

Nach dieser längeren und in meinen Augen notwendigen Einleitung über die Faszien wenden wir uns den faszialen Ketten zu. Erwähnen möchte ich an dieser Stelle, dass es mehr Ketten gibt als nachfolgend vorgestellt sind. Ich habe mich auf jene beschränkt, die ich in der osteopathischen Tätigkeit häufig vorfinde.

6.2 Superfiziale posteriore und anteriore Kette

Diese beiden Ketten respektive ihr Zusammenspiel sind derart entscheidend für unsere Haltung und Bewegung, dass wir sie zwar einzeln betrachten, aber hier zu Beginn unter einen gemeinsamen Kapiteltitel setzen. Damit soll auch unterstrichen werden, wie wichtig es ist, über einzelne Ketten hinaus zu blicken und das Zusammenspiel zu betrachten. Es kann nämlich durchaus sein, dass ein Problem in einer Kette zu einem Problem in einer anderen führt.

Die superfiziale posteriore Kette verläuft hinten von oben nach unten über den ganzen Körper und ist grundsätzlich für das Aufrichten verantwortlich. Die superfiziale Anteriorkette zieht sich vorne über den Körper und beugt ihn. Je nach Haltung eines Patienten sieht der Osteopath, ob bei jemandem die angesprochenen Ketten in der Balance sind oder ob er auf einer der beiden Stress hat. Dieser Stress – vor allem wenn er länger dauert – wirkt sich wie weiter vorne schon beschrieben auf die Posturologie aus. Das heisst, man bezeichnet jemanden in der Folge eher als posterioren oder anterioren Typ und meint damit, dass die jeweilige Kette dessen Haltung dominiert. Die beiden Ketten arbeiten im Normalfall in einem fein austarierten Gleichgewicht zusammen. Das heisst, dass zum Beispiel die Krümmungen der Wirbelsäule in der Balance sein müssen und das Gleichgewicht von vorne zu hinten von Kopf bis Fuss gewahrt sein muss.

Das Fussgewölbe ist konkav, dann folgt eine Konvexität über die Achillessehne und wieder eine Konkavität im Knie. Im Gesäss ist wieder eine Konvexität an der Reihe, und so zieht sich das bis hinauf zum Kopf. Auf der Körpervorderseite setzt sich diese Reihe bis nach unten fort. Wichtig zu wissen, die Krümmungen müssen in einer Harmonie zueinander sein. Es scheint einleuchtend, dass eine übermässige Krümmung an einer Stelle zu Kompensationen an anderer Stelle führen muss. Wenn wir von Balance sprechen, dann ist das wörtlich gemeint und keinesfalls mit symmetrisch zu verwechseln, was bedeuten würde, dass es vorne und hinten genau gleich sein muss. Die Krümmungen müssen nicht symmetrisch, sondern in der perfekten Balance sein.

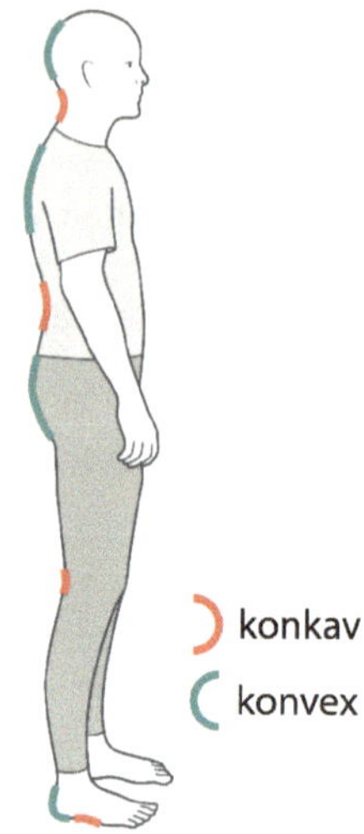

Abb. 15: Konkav und konvex im Wechselspiel

Denken Sie zum Beispiel daran, wie Sie als Kind auf einem schmalen Mäuerchen balanciert sind. Wenn Sie nicht die perfekte Balance gefunden haben, haben Sie womöglich wild mit den Armen rudern und sich anstrengen müssen, um nicht herunterzufallen. Sobald Sie Sicherheit gewonnen haben, sind Sie ohne jegliche Anstrengung auf dem Mäuerchen gegangen. Beim Aufrechtstehen und -gehen verhält es sich ähnlich. In der perfekten Balance gelingt Ihnen das mühelos und schmerzfrei. Ist hingegen etwas aus dem Gleichgewicht, dann muss der Körper ausgleichen oder kompensieren und es kann sein, dass Sie abends mit schmerzendem Rücken zu Bett gehen.

Natürlich können anteriore und posteriore Kette nur dann in einer Balance sein, wenn auch die tiefen Ketten – zum Beispiel die profunde anteriore (Kapitel 6.8) im Gleichgewicht ist.

Es lohnt sich, einen Blick auf Kleinkinder und ursprünglich lebende Menschen zu werfen und zu schauen, wie sie sich bewegen, respektive welches die vorherrschenden oder zumindest häufigen Haltungen sind.

Zahlreiche Untersuchungen belegen, dass es einfacher für den Körper ist, die Balance zwischen posteriorer und anteriorer Kette zu halten, je mehr man am Boden sitzt. Das Sitzen auf dem Bürostuhl hingegen führt meist zu einem Elastizitätsverlust vor allem der hinteren Kette.

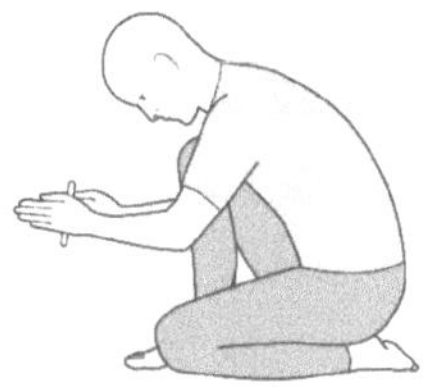

Abb. 16: Ureinwohner beim Feuermachen

Viele Menschen, die am Schreibtisch arbeiten und zu wenig für Ihre Beweglichkeit tun, können zum Beispiel nicht mehr mit aufrechtem Rücken im Schneidersitz sitzen oder auch nicht, wie der Mann auf dem obenstehenden Bild, am Boden knien respektive hocken. Gerade diese Art, ein Bein vorne aufgestellt, das andere untergeschlagen und den Oberkörper vorübergebeugt, dehnt die ganze posteriore Kette. Diese Menschen werden kaum einmal Probleme mit dieser Kette haben, weil sie sie ständig dynamisch halten.

Oft gebe ich als Übungen oder Training meinen Patienten deshalb nur mit, dass sie jeden Tag fünfmal auf den Boden sitzen sollen und dann, ohne Hilfe, wieder aufstehen.

Ein kleiner Ausflug in die Tierwelt zeigt am Beispiel der Delphine auf faszinierende Art, welch elegante Kraftentfaltung möglich ist, wenn posteriore und anteriore Kette in Perfektion zusammenarbeiten.

Zurück zu den Menschen und der superfizialen Posteriorkette, die wir nun im Detail betrachten.

6.3 Superfiziale posteriore Kette

Diese Kette besteht aus Muskeln, Faszien, Bändern und Sehnen und hat zahlreiche Verbindungen zu Gelenken. Störungen können deshalb auch zu Gelenkproblemen führen.

6.3.1 Anatomie

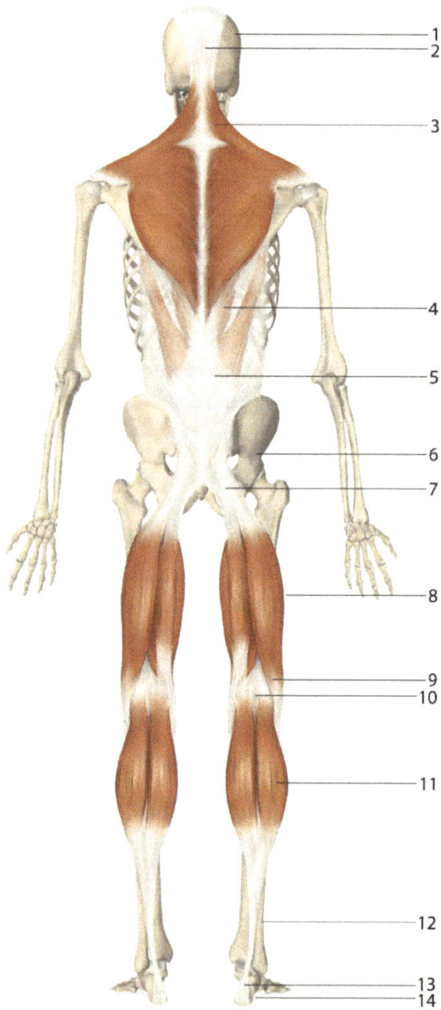

Abb. 17: Superfiziale posteriore Kette (nach Schleip)

1. Os frontale (Ansatz vorne oberhalb der Augenbrauen beim Stirnbein)
2. Galea aponeurotica (Fasziales Bindegewebe, das den Schädel wie eine Kappe bedeckt; Schädeldecken-Faszie)
3. Ligamentum nuchae, Musculus trapezius, Musculus erector spinae (Halswirbelsäule)

4. Erector trunci auch Musculus erector spinae (Rückenmuskulatur)
5. Fascia thoracolumbalis (Rückenfaszie)
6. Os sacrum (Kreuzbein) / Os ilium (Beckenschaufel)
7. Ligamentum sacrotuberale (Band vom Kreuzbein zum Sitzbein)
8. Ischiocrurale Muskulatur (Hamstrings hintere Oberschenkelmuskulatur / Beinbeugemuskulatur)
9. Condylus femoris (Knochenansatz beim Oberschenkel)
10. Fascia poplitea und Membrana polpitea (Kapsel und Faszie in der Kniekehle)
11. Gastrocnemius (Wadenmuskulatur)
12. Os fibularis (Fibula, Wadenbein)
13. Tendo Achillis (Achillessehne)
14. Fascia plantaris (Plantarfaszie) und Flexorsehnen

6.3.2 Funktionen

Postural

- Anterior-Posterior-Balance / aufrechte Haltung (Balance zwischen vorne und hinten)
- Die Wadenmuskulatur (Gastrocnemius) und der Beinbeuger (Hamstrings) sorgen zusammen mit den Kreuzbändern über das «self locking system» (Stabilisationssystem im Knie) für Stabilität beim Stehen.

Dynamisch

- Aufrichten
- Flexion (Beugung) von Knie und Fuss
- Extension (Streckung) von Hüfte, Oberkörper und Kopf

6.3.3 Pathologien / Dysfunktionen

Die Liste der möglichen Pathologien ist lange, wir beschränken uns auf eine Auswahl der am meisten vorkommenden:

- Bedingt durch unsere Lebensweise gehören Rückenprobleme zu den am weitesten verbreiteten. Die Fascia thoracolumbalis (Rückenfaszie) ist im unteren Rücken verortet, wo es am meisten Schmerzrezeptoren gibt. Gemäss neuesten Studien ist sie für über 70 Prozent aller Rückenschmerzen verantwortlich (hohles Kreuz).
- Beckenprobleme wie der Beckenschiefstand. Das Becken kann wegen Verdrehungen oder Blockaden des Os sacrums (Kreuzbein) respektive des Os iliums (Beckenschaufel) schief stehen.

- Kopfschmerzen oder Augendruck.
- Strains (Elastizitätsverluste oder Zerrungen) in den Waden oder den hinteren Oberschenkelmuskeln (Ischiocrural-Muskeln).
- Entzündungen der Achillessehnen (Achillessehnen-Tendinitis).
- Fersensporn (Fasziitis plantaris), das ist eine Entzündung der Sehnenplatte unten, sehr viele Läufer entwickeln sie an beiden Füssen.
- Morton-Neuralgie, das ist eine periphere Nervenerkrankung des Fusses.
- Grundsätzliche Knie- und Hüftprobleme oder Anfälligkeit auf Verletzungen (z.B. Kreuzbänder im Kniegelenk)

6.3.4 Ursachen

Die häufigsten Ursachen hängen mit unserer Lebensweise zusammen. Folgend eine Auswahl der häufigsten:

- Fehlhaltungen, die wir vom Arbeiten – vor allem am Schreibtisch – mitbringen. Sie führen zu Verkürzungen oder Verklebungen der Faszien und zum Verlust der Viskoelastizität.
- Traumata wie zum Beispiel ein Sturz auf das Steiss- oder Kreuzbein, die zu Beckenfehlstellungen und in der Folge zu UFK führen können.
- Jegliche Muskelverletzungen sind oft der Start einer solchen Kette (Muskelabriss / Teilruptur Muskelfaserriss / Muskelzerrung / Überdehnungen) oder Narben nach Operationen.
- Einseitige Belastungen wie sie beispielsweise sportartenspezifisch auftreten. Gewisse Sportarten sind stark durch die posteriore, andere durch die anteriore Kette geprägt. Ein erfahrener Osteopath weiss, je nach ausgeübter Sportart des Patienten, in der Regel ziemlich schnell, wo die Ursache eines Problems liegen könnte.

Ein nicht zu unterschätzender Faktor ist die Zeit. Je länger zum Beispiel eine Verklebung bestehen bleibt, desto grösser ist die Wahrscheinlichkeit, dass der Körper irgendwann nicht mehr kompensieren kann und es zu Problemen kommt.

6.3.5 Diagnosemöglichkeiten

Der Osteopath testet Schritt für Schritt die Elastizität der oben genannten Strukturen, um herauszufinden, ob eine Kette vorhanden ist. Weiter werden mittels spezifischer faszialer Tests die der Kette zugehörigen Gelenke auf ihre Beweglichkeit (Range of Motion) geprüft, um zu klären, ob diese mitbetroffen sind.

Wer gerne einen Selbsttest zur superfizialen Posteriorkette machen würde, um herauszufinden, wie es um deren Elastizität bestellt ist, kann dies wie abgebildet tun:

Stehen Sie so nahe an eine Treppenstufe oder einen Keil heran, dass sich Ihre Zehen nach oben beugen. Beugen Sie den Oberkörper nach vorne und lassen Sie die Arme hängen. Erreichen Sie mit Ihren Fingern die Stufe / den Absatz vor Ihnen?

Wenn nicht, wiederholen Sie diese Übung regelmässig, um die Posteriorkette zu dehnen.

Eine weitere Übung (in der Medizin bekannt als Lasègue-Zeichen), um die Elastizität der Kette insgesamt zu testen – und zu verbessern –, geht folgendermassen:

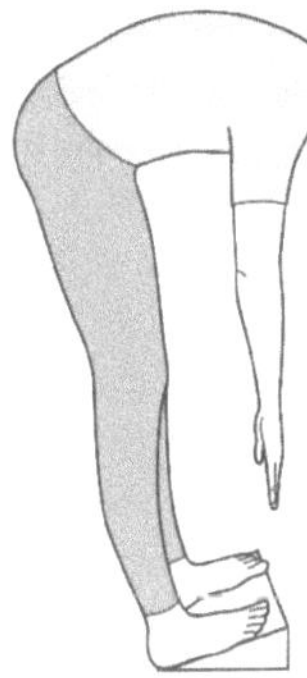

Abb. 18: Selbsttest und Übung zur superfizialen posterioren Kette

Legen Sie sich auf den Rücken. Heben Sie den Kopf und ein Bein gleichzeitig vom Boden ab. Wenn Sie unter 60° (siehe Skizze) ausstrahlende Schmerzen in Bein(en) und Rücken verspüren, dann spricht man von einem möglichen Dehnungsschmerz des Ischiasnervs und / oder der spinalen Nervenwurzeln im lumbalen und sakralen Segment des Rückenmarks. Tritt der Schmerz erst über 60° auf und / oder nur auf der Rückseite von Ober- und Unterschenkel, dann sind die faszialen Strukturen betroffen.

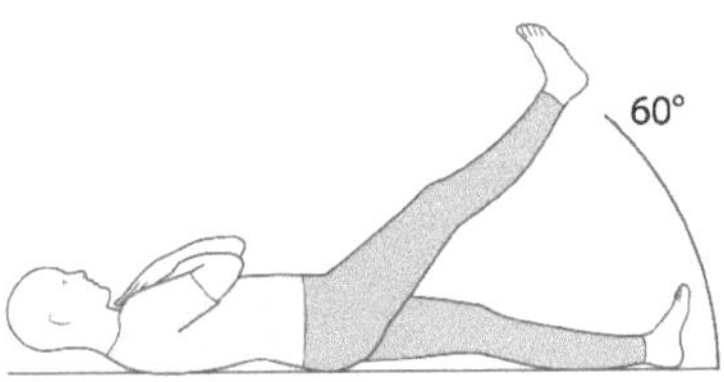

Abb. 19: Test und Übung Lasègue-Zeichen

6.3.6 Präventions-Tipps

Wer sich gesund und den Körper elastisch halten möchte, kommt nicht darum herum, etwas dafür zu tun. Interessanterweise ist das Thema Prävention bei den Zähnen unumstritten, schon von Kindsbeinen an wird viel unternommen, damit diese gesund bleiben. Und wie sieht es mit dem Körper aus? Wie viel Zeit investieren wir täglich, um ihn gesund zu halten?

Hier ein paar einfache Übungen, um die Ketten zu trainieren und deren Elastizität zu erhalten oder verbessern:

- *Rückwärts gehen*
  Das scheint auf den ersten Blick sonderbar, aber damit wird die hintere Kette aktiviert und trainiert, ohne die Gelenke stark zu belasten. Bauen Sie es langsam auf und überfordern Sie sich dabei nicht. Das Rückwärtsgehen fördert auch das Gleichgewicht zwischen Anterior- und

Posterior-Kette und ist etwas ganz Entscheidendes für die Propriozeptoren der hinteren Kette. Gemeint sind damit die Rezeptoren (Sensoren) in den Bändern, Sehnen, Kapseln, Muskeln und Faszien, die ähnlich einem Überwachungssystem laufend Meldungen an das Rückenmark oder das Gehirn senden. Es geht zum Beispiel darum, wie wir im Raum stehen oder wie viel Spannung auf einem Muskel, einer Sehne oder einer Kapsel ist. Entsprechend dieser Meldung wird ein Muskel entspannt respektive angespannt. Dabei geht es unter anderem darum, unseren Körper gerade auszurichten. Die Propriozeptoren sind primär dafür da, dass wir gut im Raum stehen. Gerade beim Rückwärtsgehen lernen die Propriozeptoren, dass man gewisse Strukturen auch anders brauchen kann, dass es anders auch funktioniert. Sie sorgen dann zum Beispiel dafür, dass sich die eine Kette entspannt, wenn die andere aktiviert wird und umgekehrt. Was viele nicht wissen: Insgesamt haben wir mehr Rezeptoren in den Faszien als in den Muskeln, am meisten jedoch in der Subokzipital-Muskulatur, den kleinen Muskeln im Hinterkopf. Sie richten unseren Kopf immer geradeaus.

- *Kniebeugen machen*
  Die guten, alten Kniebeugen sind wieder angesagt. Streuen Sie hin und wieder ein paar Kniebeugen in Ihren Alltag ein, gehen Sie dabei zum Beispiel kurz in die Hocke. Während Jahren hat man gelehrt, dass dabei die Kniespitzen nicht über die Zehen hinausragen sollten. Neue Erkenntnisse haben gezeigt, dass dies sogar wünschenswert ist, weil dabei insbesondere die Achillessehne, grundsätzlich jedoch die ganze Kette elastisch gehalten wird. Ein weiterer positiver Effekt ist der damit ausgeübte Druck der Patella, der Kniescheibe, auf das Kniegelenk, was dafür sorgt, dass der Knorpel hinter der Kniescheibe genährt wird. Hebt man hingegen schwere Lasten, dann sollte tatsächlich darauf geachtet werden, dass die Kniespitzen nicht über die Zehen hinausragen. Mit dieser einfachen Übung, regelmässig angewendet, können viele der oben beschriebenen Pathologien verhindert oder gelindert werden.

- *Auf dem Boden sitzen*
  Auch dieser Tipp scheint vielleicht etwas ausgefallen, aber während Jahrtausenden sind die Menschen mehrheitlich am Boden gesessen und unser Körper ist dafür eingerichtet und braucht dies. Versuchen Sie zum Beispiel im Schneidersitz zu sitzen. Gehen Sie behutsam vor, um nichts zu überstrapazieren. Wenn Sie das schaffen, richten Sie Ihren Oberkörper auf, so dass Sie mit geradem Rücken dasitzen. Wie lange können Sie so sitzen? Steigern Sie langsam.

- *Halb am Boden kauern, halb sitzen*
  Setzen Sie sich (wie auf der Illustration weiter oben der Ureinwohner) auf ein untergelegtes Bein und stellen Sie das andere auf. Neigen sie den Oberkörper nach vorne. Wechseln Sie die Beine nach einer Weile.

Damit wird die ganze superfiziale posteriore Kette elastisch gehalten. Denken wir daran, dass immer von einem Zusammenspiel der Ketten die Rede ist, wenn wir also die eine elastisch halten, wird gleichzeitig die andere aktiviert und umgekehrt.

- *Barfuss gehen*
  Barfuss gehen, vor allem auf unebenem Untergrund, bewegt und fordert die Plantarfaszie unten am Fuss sehr viel mehr, weil unser Fussgewölbe deutlich stärker bewegt wird.
  Ist das nicht oder nur wenig möglich, dann lohnt sich womöglich der Blick auf einen sogenannten Barfussschuh, mit dem das Barfussgehen imitiert wird.

Diese Tipps haben nichts mit ausgefeilter Trainingstechnik oder teuren Geräten zu tun, sondern mit Bewegungen und Haltungen, welche die Menschen während Jahrtausenden völlig selbstverständlich jeden Tag gemacht haben und für die unser Körper gebaut ist, die aber vor allem in den letzten Jahrzehnten mehr und mehr verschwunden und durch eintöniges Sitzen auf mehr oder weniger ergonomischen Stühlen ersetzt worden sind.

6.4 Superfiziale anteriore Kette

Wie die superfiziale posteriore besteht auch die superfiziale anteriore Kette aus Muskeln, Faszien, Bändern sowie Sehnen und hat Verbindungen zu mehreren Gelenken. Deshalb gilt auch hier, dass Störungen in der Kette zu Gelenkproblemen führen können.

6.4.1 Anatomie

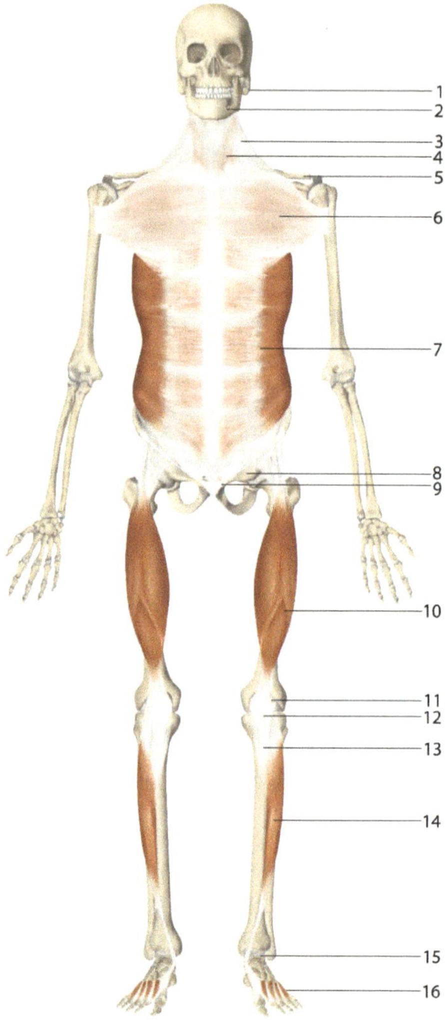

Abb. 20: Superfiziale anteriore Kette

1. Mastoid (Knochenvorwölbung des Schläfenbeins)
2. Mandibula (Unterkieferknochen)
3. Fascia cervicalis superficialis (Oberflächliche Halsfaszien)
4. Musculus sternocleidomastoideus (Kopfwendermuskel)

5. Manubrium sterni (Brustbein) und Clavicula (Os clavicularis, Schlüsselbein)
6. Pectoralis-Faszien (Brust-Faszien)
7. a) Musculus rectus abdominis (Gerader Bauchmuskel)
   b) Musculus obliquus externus abdominis (schräger Bauchmuskel)
8. a) Tuberculum pubicum (Schambeinhügel)
   b) Crista iliaca (Beckenkamm)
9. Ligamentum inguinale (Leistenband)
10. Musculus rectus femoris (Oberschenkelmuskel)
11. Patella (Kniescheibe)
12. Ligamentum patellae (Patella und ihre Sehne)
13. Tuberositas tibiae (Ansatz der Patellasehne)
14. M. tibialis anterior (vorderer Schienbeinmuskel)
15. Syndesmosen am Fuss
16. Streckmuskulatur am Fuss

6.4.2 Funktionen

Postural

- Anterior-Posterior-Balance, aufrechte Haltung (Balance zwischen vorne und hinten)
- Schützen der Weichteile (Becken, Abdomen, Thorax)
- Aufrechthaltung, damit wir nicht nach hinten fallen

Dynamisch

- Extension (Streckung) von Knie und Fuss
- Flexion (Beugung) von Hüfte, Oberkörper und Kopf

6.4.3 Pathologien / Dysfunktionen

Folgend einige der am häufigsten auftretenden Pathologien im Zusammenhang mit der superfizialen Anteriorkette:

- Entzündungen der Patellasehne; falls länger andauernd, kann hinter der Patella Arthrose hinzukommen.
- Muskelverletzungen in der vorderen Oberschenkelmuskulatur.
- Extensoren-Schwächen am Fuss (Extensoren sind Strecker).
- Hüftfehlstellungen, die bis zu einer Arthrose führen können.
- Oberes und unteres gekreuztes Syndrom nach Janda (Fehlhaltung mit dem Schultergürtel, das Becken geht nach anterior) (siehe Illustrationen Kapitel 6.4.1).

- Leistenhernia (Leistenbruch).

Grundsätzlich ist zu sagen, dass bei auftretenden Schwächen tendenziell eher die posteriore Kette betroffen ist und zur UFK werden kann.

6.4.4 Ursachen

Die Ursachen sind im Grundsatz dieselben wie bei der posterioren Kette, deshalb führe ich die vorne angesprochenen hier nochmals auf, ergänzt durch spezifische.

- Fehlhaltungen, die wir vom Arbeiten – vor allem am Schreibtisch – mitbringen. Sie führen zu Verkürzungen oder Verklebungen der Faszien und zum Verlust der Viskoelastizität.
- Traumata wie zum Beispiel ein Sturz auf das Steiss- oder Kreuzbein, was zu Beckenfehlstellungen und in der Folge zu UFK führen können.
- Schleudertrauma, bei dem es den Kopf in den Nacken schlägt, was dazu führen kann, dass der vordere Teil der Zervikal- oder Halsfaszie die Elastizität verliert.
- Einseitige Belastungen wie sie beispielsweise sportartenspezifisch auftreten. Gewisse Sportarten sind stark durch die posteriore, andere durch die anteriore Kette geprägt. Ein erfahrener Osteopath weiss, je nach ausgeübter Sportart des Patienten, in der Regel ziemlich schnell, wo die Ursache eines Problems liegen könnte.
- Jegliche Muskelverletzungen (Muskelabriss, Muskelteilriss, Muskelfaserriss, Muskelzerrung, Überdehnungen) sind oft der Start einer solchen Kette. Eine ähnliche Wirkung können Operations-Narben haben.

6.4.5 Diagnosemöglichkeiten

Der Osteopath testet wie bei der Posteriorkette Schritt für Schritt die Elastizität der oben genannten Strukturen, um herauszufinden, ob eine Kette vorhanden ist. Weiter werden mittels spezifischer faszialer Tests die zugehörigen Gelenke auf ihre Beweglichkeit (Range of Motion) geprüft, um zu klären, ob diese mitbetroffen sind.

Für diese Kette gibt es ebenfalls eine einfache Übung, um einerseits herauszufinden, wie es um ihre Elastizität steht, und die man andererseits machen kann, um selbige zu verbessern. Legen Sie sich dafür rücklings auf einen Gymnastik-Ball und knicken Sie die Beine nach hinten. Stützen Sie Ihre gestreckten Arme hinten auf und legen Sie den Kopf in den Nacken.

Eine Alternative ohne Hilfsmittel funktioniert ganz ähnlich. Sie sitzen im Fersensitz, stützen sich hinten auf die angewinkelten Arme und legen den Kopf in den Nacken. Wenn möglich, kann das Becken noch etwas nach oben gedrückt werden.

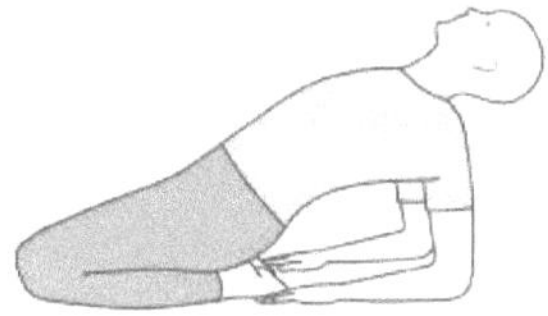

Abb. 21: Selbsttest und Übung zur superfizialen anterioren Kette

Wenn Sie diese Übungen ausführen können, ist in Ihrer Anteriorkette genügend Elastizität vorhanden, wenn nicht, können Sie sie in Ihren Alltag einbauen und dafür sorgen, dass die Elastizität zurückkommt.

Man könnte auch einen Test aus der klinischen Untersuchung der Medizin nutzen, den Reverse Lasègue-Test:

Kommt es beim Abheben des Beines in Bauchlage zu ausstrahlenden Schmerzen, dann würde das wiederum auf ein Spiralnervenkanal-Problem der Femoralis-Nerven deuten. Zieht es hingegen nur im Oberschenkel – ohne Schmerzen –, dann kann diese Übung für die Elastizitätsverbesserung der anterioren Kette gemacht werden.

Das vierte und letzte Beispiel ist der Hüftbeuger-Test:

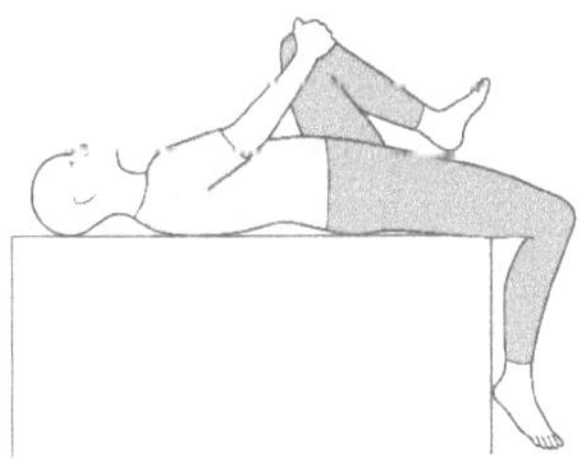

Abb. 22: Test und Übung für den Hüftbeuger

Rutschen Sie auf einem Tisch oder besser einer Liege ganz nach vorne, bis Hüftgelenk und Bein frei sind. Ziehen Sie ein Knie zu sich und an die Brust. Lassen Sie das andere Bein hängen.

Ist das hängende Bein respektive der Oberschenkel weiter unten als die Hüfte und das angezogene Knie bei etwa 60° – 90° Biegung, dann ist die anteriore Kette elastisch genug. Schaffen Sie diese Vorgaben nicht, dann kann man den

Test als Übung einsetzen und regelmässig machen, um die Elastizität zu verbessern.

Früher hat man in diesem Zusammenhang meist nur vom Hüftbeuger gesprochen, heute würde ich eher von einem Teil der anterioren Kette sprechen, der beteiligt ist. Dabei geht es hier nicht darum, einzelne «Missetäter» zu eruieren, sondern vielmehr Zusammenhänge zu erkennen.

6.4.6 Präventions-Tipps

Da die superfiziale anteriore und posteriore Kette in einem engen Zusammenspiel stehen, funktionieren hier die gleichen Präventions-Tipps wie im Kapitel 6.3.6 ausgeführt.

- *Kniebeugen machen*
- *Auf dem Boden sitzen*
- *Halb am Boden kauern, halb sitzen*

Oberes und unteres gekreuztes Syndrom nach Janda

Die gekreuzten Syndrome nach Janda sind ein mögliches Ergebnis, wenn die superfiziale anteriore und posteriore Kette nicht in der Balance sind. Hauptursache ist meist das Sitzen am Bürotisch.

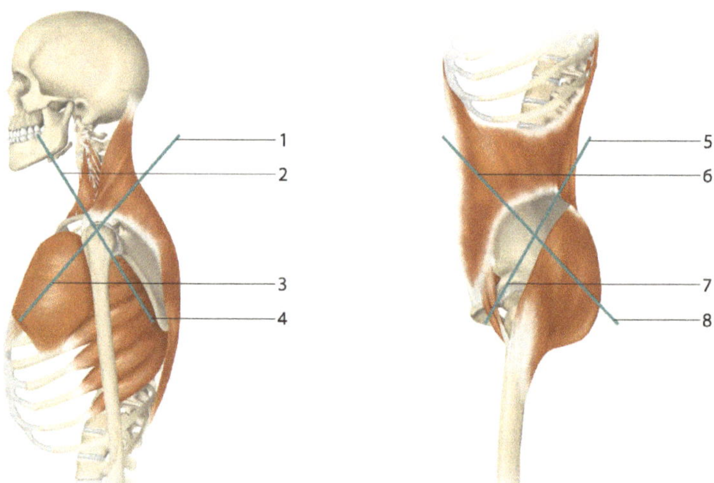

Abb. 23: Oberes (links) und unteres (rechts) gekreuztes Syndrom nach Janda

1. Musculus trapezius ascendens (obere Nackenmuskulatur) und Musculus levator scapulae (Schulterblattheber)
2. Musculi scaleni (tiefe Nackenflexoren)
3. Musculi pectorales (Brustmuskulatur)
4. Musculus trapezius descendens (unterer Nackenmuskulatur) und Musculus serratus anterior (vorderer Sägemuskel)
5. Musculus erector spinae (Rückenmuskulatur) und Fascia thoracolumbalis (Rückenfaszie)
6. Musculus iliopsoas (Hüftbeuger)
7. Musculus gluteus maximus (grosser Gesässmuskel)
8. Abdominalmuskeln (Bauchmuskeln)

Oberes gekreuztes Syndrom

Gerade bei diesem Syndrom (und auch bei vielen anderen) ist es so, dass in rund 90 % der Fälle zuerst eine Fehlhaltung besteht und erst daraus Elastizitätsverluste resultieren. Betrachten wir das Syndrom nach Janda im Detail:

Die Elastizität im Musculus pectoralis, vor allem im minor, im kleinen Brustmuskel, aber auch ein wenig bei den ganzen Pectoralis-Faszien ist verlorengegangen. Das Gleiche gilt für den Musculus trapezius (obere Nackenmuskulatur) und den Musculus levator scapulae, die schräg gegenüberliegen (siehe Illustration). Ansatz und Ursprung liegen dadurch näher beieinander und man spricht von verkürzten Muskeln. Bei den Gegenspielern dieser verkürzten Muskeln liegen Ansatz und Ursprung etwas weiter auseinander, das heisst, wir haben hinten einen überdehnten und unelastischen unteren Anteil des Musculus trapezius und des Musculus serratus anterior sowie vorne überdehnte, tiefe Nackenflexoren (Scaleni-Muskeln).

Unteres gekreuztes Syndrom

Das untere gekreuzte Syndrom wirkt sich oft in einem hohlen Kreuz oder hohlen Rücken aus. Bei den abdominalen Muskeln respektive der ganzen Rumpfmuskulatur liegen Ansatz und Ursprung weiter auseinander, sie sind überdehnt, und ebenso der gegenüberliegende Musculus gluteus maximus. Vorne sind der Rectus femoris oder der breite Anteil des Quadrizeps wie auch ein Teil des Iliopsoas verkürzt (Ansatz – Ursprung näher beieinander) oder haben anders ausgedrückt ihre Elastizität verloren, hinten der Rückenstrecker, Musculus erector spinae. Um die Fehlhaltung zu beheben, muss man versuchen, dieses «unselige Spiel» mit den oben beschriebenen Übungen aufzulösen.

Elastiziät versus Plastizität

«Als Elastizität wird die physikalische Eigenschaft eines Körpers bezeichnet, nach der Veränderung seiner Form oder Lage durch das Einwirken einer mechanischen Kraft wieder in seine Ausgangsposition oder -form zurückkehren zu können.» Dafür muss genügend Elastin (ein Protein) in den Faszien vorhanden sein, denn dieses verleiht uns die Elastizität.

«Als Plastizität wird die physikalische Eigenschaft eines Körpers bezeichnet, nach der Veränderung seiner Form oder Lage durch das Einwirken einer mechanischen Kraft in der angenommenen Form verbleiben zu können.» Dafür braucht es das Protein Kollagen, es gibt jedem Organ seine Form.

Verkürzt und überdehnt versus Elastizitätsverlust

Bis vor einigen Jahren hat man von verkürzten oder überdehnten respektive zu schwachen Muskeln gesprochen und gedacht, dass man die verkürzten aufdehnen und die überdehnten stärken muss, aber das reichte nicht für eine wirkliche, langfristige Verbesserung. Heute spricht man viel mehr von Elastizitätsverlust oder Verlust der Viskoelastizität, der vorne und hinten beseitigt werden muss.

Beispiel: Wenn die Schultern nach vorne kommen, hat man früher gesagt, der Brustmuskel sei verkürzt und hinten sei es überdehnt (siehe oberes gekreuztes Syndrom nach Janda). In der Zwischenzeit hat sich gezeigt, dass bei längerem Bestehen dieses Zustands nicht nur vorne ein Problem (Elastizitätsverlust) vorliegt, sondern auch hinten. Da die Begriffe «verkürzt» und «überdehnt» in der Literatur noch sehr weit verbreitet sind, erlaube ich mir, sie hin und wieder zu verwenden, im Wissen, dass damit immer ein Elastizitätsverlust im jeweiligen Gewebe gemeint ist.

6.5 Laterale superfiziale Kette

Die laterale superfiziale Kette besteht aus Faszien, Muskeln, Sehnen, Ligamenten und deren Knochen und betroffenen Gelenken. Diese Kette tritt eher bei Seitneigungs-Posturologien auf. Sie ist beim Menschen weniger eine dynamische als vielmehr eine passive, statische Kette, die für das Aufrechthalten der anterioren und posterioren Ketten zuständig ist.

Bei den Walen und Delphinen (gehören zur Gattung der Säugetiere) ist es übrigens genau gleich, dort sind die lateralen Ketten auch die dynamischen. Bei allen Fischen ist es hingegen umgekehrt.

6.5.1 Anatomie

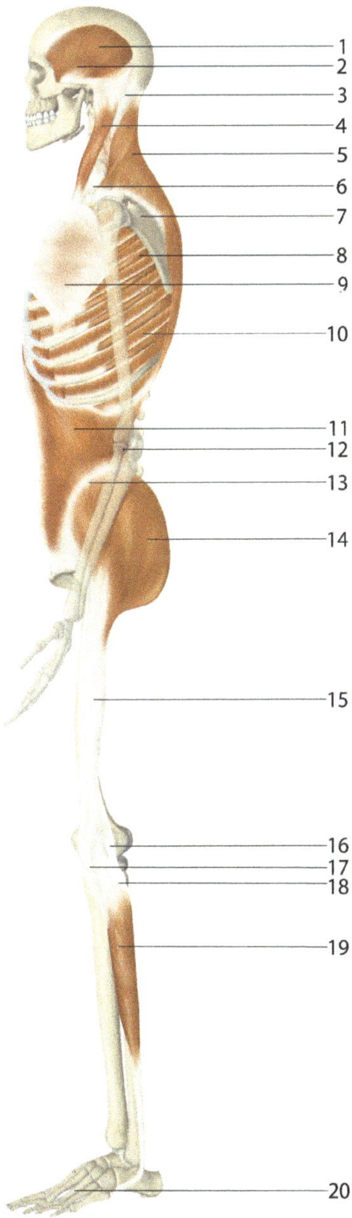

Abb. 24: Laterale superfiziale Kette

1. Os temporale (Schläfenbein)
2. Musculus temporalis / Musculus masseter (Kaumuskulatur)
3. Processus mastoideus (Knochenvorsprung am Hinterkopf)
4. Musculus sternocleidomastoideus / Musculus splenius capitis (Kopfwender)
5. Musculus levator scapulae und trapezius (Kopfwender-Muskel / Schulterblatt-Heber / Nackenmuskulatur)
6. Fascia cervicalis superficialis (oberflächliche Halsfazie)
7. 1. und 2. Rippe / Os scapulae (Schulterblatt)
8. Musculus serratus anterior / Musculus rhomboideus (vorderer Sägemuskel / Schulterblattmuskeln)
9. Fascia pectoralis (Brustfaszie) und Achselfaszie
10. Musculi intercostales externi und interni (Zwischenrippenmuskeln)
11. Musculi obliqui abdominis externi und interni (schräge innere und äussere Bauchmuskeln)
12. Musculus quadratus lumborum (seitlicher Lendenmuskel)
13. Crista iliaca (Beckenkamm)
14. Musculus glutaeus medius und minimus und Musculus tensor fasciae latae (Abduktoren-Gruppe)
15. Tractus iliotibialis (Seitlicher Oberschenkel-Bindegewebestrang)
16. Ligamentum collaterale laterale (äusseres Knieband)
17. Tuberculum gerdyi (Ansatzpunkt am Schienbein)
18. Caput fibulae (Wadenbeinkopf)
19. Musculi peronei (Wadenbeinmuskulatur)
20. Basis metatarsal 1 und 5 (Mittelfussknochen und Zehenknochen)

6.5.2 Funktionen

Die laterale Kette spielt insbesondere beim Gleichgewicht eine wichtige Rolle und beim Geradehalten der anterioren und posterioren Kette.

Postural

- Anterior-Posterior-Balance (Balance zwischen vorne und hinten)
- Seitliche Balance sichern und Skoliosen vermeiden

Dynamisch

- Lateroflexion (Seitneigung im Körper)
- Abduktion der unteren Extremitäten (Abspreizen der Beine)

6.5.3 Pathologien / Dysfunktionen

- Spannungskopfschmerzen
- Verspannung der Nackenmuskulatur
- Schulterprobleme durch lange Fehlhaltung des Schultergürtels
- Beckenschiefstand
- Runners knee (Tractus iliotibialis-Syndrom)
- Funktionelle Skoliosen
- Hüftdysfunktionen bis Arthrosen
- Knie-Varus / -Valgus (Knie seitliche Fehlstellung)
- Senk-, Platt- oder Hohlfuss
- usw.

6.5.4 Ursachen

- Trauma (Unfall)
- Senk-, Platt- oder Hohlfuss
- X-Beine oder O-Beine
- Skoliosen
- Torticollis (Schiefhals)
- Wirbel- und Rippenblockaden
- nach innen oder aussen geknickte Hüfte
- usw.

Ursache oder Folge oder beides?

Aufmerksamen Leserinnen und Lesern ist sicher aufgefallen, dass «Senk-, Platt- oder Hohlfuss» zweimal aufgeführt ist, nämlich unter Pathologien / Dysfunktionen und ebenso unter Ursachen. Aber kann etwas gleichzeitig Ursache und Folge sein? Ja, es kann. Hat Frau A zum Beispiel einen angeborenen Senk-Plattfuss, dann kann dieser Ursache für eine UFK sein. Ist bei Frau B eine bestimmte Folgekette aus anderen Gründen entstanden, kann diese hingegen die Ursache für ihren Senk-Plattfuss sein. Dasselbe lässt sich auch für den Meniskus sagen. Hat Herr C Probleme mit dem Meniskus, kann dies zu einer UFK führen. Liegt bei Herrn D schon eine bestimmte UFK vor, kann sie Probleme mit dem Meniskus auslösen. Das sind nur zwei Beispiele von vielen, wo sich dieser Sachverhalt zeigt.

6.5.5 Diagnosemöglichkeiten

Für die laterale Kette gibt es eine einfache Übung, um ihre Elastizität und Haltefähigkeit zu überprüfen.

Stellen Sie wie auf dem Bild gezeigt ein Bein hinter das andere und legen Sie den Fuss möglichst flach hin. Beugen Sie den Oberkörper zur gleichen Seite wie der hintere Fuss liegt. Es sollte eine «Mondsichel» entstehen.

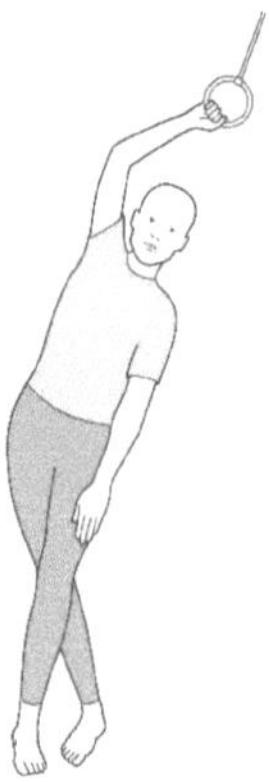

Eine weitere Übung geht grundsätzlich gleich wie die vorher beschriebene, man hält sich aber mit der oberen Hand an einem Ring oder Seil, um die laterale Kette noch besser dehnen zu können.

Abb. 25: Test und Übung für die laterale superfiziale Kette

6.5.6 Präventions-Tipps

Alles, was mit seitlicher Balance zu tun hat, wirkt sich positiv auf die laterale, superfiziale Kette aus. Das kann zum Beispiel das Wackelbrett sein, bei dem ein Brett auf einer Rolle steht und möglichst im Gleichgewicht gehalten werden muss, oder das Balancieren auf der Slackline und das Surfen (Wellenreiten).

6.6 Superfiziale Rotations-Kette

Die superfiziale Rotations-Kette besteht aus Faszien, Muskeln, Sehnen und Ligamenten. Sie verläuft von hinten unten nach oben und vorne wieder herunter. Die folgende Illustration zeigt, wieso sie Rotations-Kette genannt wird. Rotiert zum Beispiel der Oberkörper, dann muss zwingend immer vorne und hinten etwas beteiligt sein, anders ist es nicht möglich.

Die lateralen, superfizialen Ketten stabilisieren den Körper, und die Rotations-Ketten sorgen für die dynamische, dreidimensionale Bewegung.

6.6.1 Anatomie

1. Occiput / Atlas / Axis (oberes Kopfgelenk und die obersten Halswirbel)
2. Musculus scalenus anterior / posterior (Treppenmuskeln)
3. Musculus sternocleidomastoideus
4. Musculus trapezius (Kopfwender und Nackenmuskulatur)
5. Processus coracoideus (Rabenschnabelfortsatz)
6. Musculus rhomboideus /
7. Musculus pectoralis minor (Zwischenschulterblätter und kleiner Brustmuskel)
8. Rippen 1-6
9. Fascia pectoralis
10. Musculus serratus anterior
11. Rippen 7-12
12. Musculi intercostales externi / interni (Zwischenrippenmuskeln)

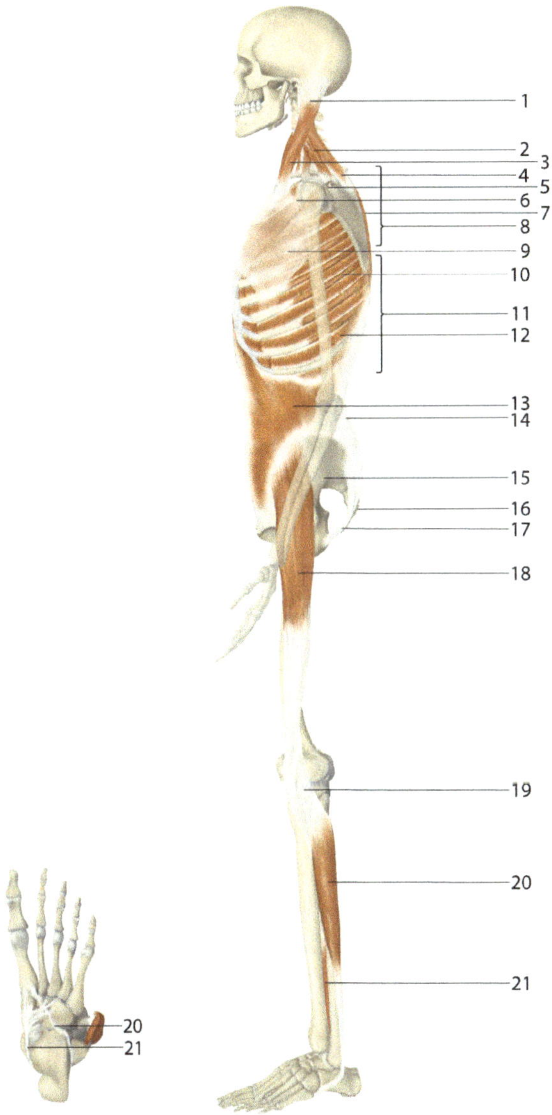

Abb. 26: Superfiziale Rotations-Kette

13. Musculi obliqui abdominis externi und interni (schräge innere und äussere Bauchmuskeln)
14. Fascia thoracolumbalis
15. Crista iliaca und Iliosakralgelenk
16. Os sacrum (Kreubein)
17. Ligamentum sacrotuberale (breites Beckenband) / Musculus semimembranosus (halbmembranöser Muskel) / Pes anserinus (flächenförmiger Zusammenschluss mehrerer Sehnen) / Ligamentum collaterale mediale (Innenband am Knie) / Musculus tibialis posterior (hinterer Schienbeinmuskel)
18. Musculus tensor fasciae latae (seitlicher Oberschenkel-Muskel)
19. Tuberculum gerdyi (äussere Gelenkknorren des Schienbeins)
20. Musculus peronei (langer Wadenbeinmuskel)
21. Musculus tibialis posterior und peronei kreuzen sich unten am Fuss und verlaufen jeweils auf der anderen Seite weiter und wieder nach oben (wird auch als Steigbügel des Fusses bezeichnet)

6.6.2 Funktionen

Die Rotations-Ketten sind für die dreidimensionale und fliessende Bewegung zuständig, sie sorgen dafür, dass wir überhaupt gehen können und dass diese Bewegungen fliessend sind. Wer sich einmal in Zeitlupe anschaut, wie ein Mensch sich vorwärts bewegt, wie der ganze Körper daran beteiligt ist und wie zum Beispiel das Becken oder die Schultern mitarbeiten, der hat gesehen, wie die superfizialen Rotations-Ketten wirken. Ohne sie würde unser Gang mechanisch und roboterhaft aussehen. Geht beispielsweise die rechte Schulter nach vorne, dann muss die linke nach hinten gehen und ebenso das Becken.

Einfach gesagt: Ohne Rotation keine fliessende Bewegung.

Postural

- Postural betrachtet stabilisiert diese Kette die Mittellinie (Sagittalebene) in der Haltung. Kommt es hier zu einer seitlichen Verschiebung, dann ist das automatisch mit einer Rotation verbunden.

Dynamisch

- Man muss sich bewusst sein, dass jede Bewegung, wie zum Beispiel einen Arm nach vorne bringen, sofort zu einer Rotation im Körper führt.
- Torsionen im Körper

6.6.3 Pathologien / Dysfunktionen

- Kopfschmerzen
- Rippenblockaden
- Schulterfehlstellungen
- Beckenrotationen
- Hüft- und Kniedysfunktionen
- Meniskus-Probleme
- Fussfehlstellungen
- usw.

6.6.4 Ursachen

- Trauma
- Fehlhaltung
- Wirbel- und Rippenblockaden
- Meniskus-Pathologien
- Fussfehlstellungen
- usw.

Ursache oder Folge oder beides?

Wie bei der lateralen, superfizialen Kette schon gesehen, haben wir mit den Rippenblockaden auch hier einen Begriff, der sowohl unter Pathologien als auch unter Ursachen erscheint. Eine Rippenblockade kann als Folge einer UFK entstehen und ebenso kann sie Auslöser für eine UFK sein.

6.6.5 Diagnosemöglichkeiten

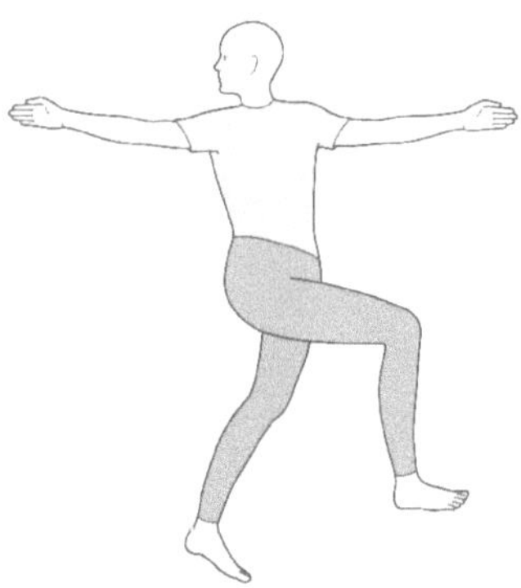

Abb. 27: Test und Übung zur superfizialen Rotations-Kette

Überprüfen Sie, ob die abgebildete Übung möglich ist. Sie zeigt Ihnen, wie elastisch ihre schrägen Ketten sind.

Legen Sie sich dafür auf den Rücken, legen Sie das eine Bein über das andere und strecken Sie den gegengleichen Arm aus. So sollte sich Ihr Körper komplett verdrehen. Dies gilt als Test wie auch als Übung, um die superfiziale Rotations-Kette elastisch zu halten.

6.6.6 Präventions-Tipp

Funktionelles Training, das den ganzen Körper bewegt, auf der einen Seite stösst und auf der anderen zieht, aktiviert die schrägen Ketten und unterstützt deren Elastizität und Dynamik.

Konkret sprechen wir hier von Sportarten wie Tennis, Fussball, Klettern oder auch Kampfsportarten (z.B. Judo, wo man sich bei einem Wurf eindrehen muss.)

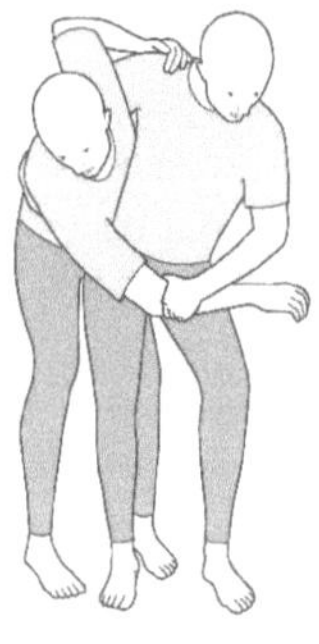

Der Judowurf ist ein anschauliches Beispiel, um zu zeigen, wie die anterior-posterioren, lateralen und Rotations-Ketten zusammenarbeiten. Die laterale Kette ist Voraussetzung, um die anteriore-posteriore zu stabilisieren, damit man gut in die Knie gehen und die Mittellinie halten kann (nicht seitwärts wegknickt). Die Rotations-Kette sorgt dafür, dass man den Oberkörper eindrehen kann, und der Wurf selbst braucht die anterior-posteriore Kraft, um sich nach vorne werfen zu können.

Abb. 28: Beim Hüftwurf im Judo sind alle drei Ketten beteiligt.

6.7 Behandlungsmöglichkeiten für alle superfizialen Ketten

Aktiv

- Faszienfitness
- Funktionelles Training
- Faszienyoga
- Fasziendehnungen

Passiv

- Osteopathie
- Faszientherapie / Massage
- Dryneedling / Akupunktur/
- Blackrolls (Faszienrollen)
- Faszienbälle
- Voodoo-Bänder
- Iam tools
- Negative pressure
- HawkGrips

Die genannten Tools funktionieren grundsätzlich bei allen faszialen Ketten. Damit zielt man darauf ab, dem jeweiligen Gewebe die verlorene Elastizität wieder zu geben oder präventiv dafür zu sorgen, dass sie nicht abhandenkommt.

Anschliessend an die superfizialen Ketten tauchen wir mit den profunden Ketten wortwörtlich in die Tiefe ab.

6.8 Profunde anteriore Kette

Die profunde anteriore Kette besteht aus Muskeln, Faszien, Bändern, Sehnen und neu kommen hier auch Organe dazu.

6.8.1 Anatomie

1. Falx, Tentorien (Intrakraniales Bindegewebe)
2. Os occiput / Foramen magnum (Hinterkopf-Knochen und die grosse Öffnung)
3. Fascia cervicalis media / profunda (tieferliegende Halsfaszien)
4. Ligamentum cervicopericardiacum (Band zwischen Halswirbel und Herz)
5. Ligamentum vertebropericardiacum (Herzwirbel-Bänder)
6. Ligamentum sternopericardiacum (Band zwischen Brustbein und Herz)
7. Fascia endothoracica (Intrathorakales Bindegewebe)
8. Pericardium (Herzbeutel)
9. Ligamentum phrenicopericardiacum (Herzzwerchfell-Bänder)
10. Diaphragma und die Crus diaphragmatica (Zwerchfell und seine Auf hängung)
11. Musculus psoas major (Hüftbeuger-Muskel)
12. Os ilium (Beckenschaufel)
13. Trochanter minor (Ansatz der Hüftbeugemuskulatur)
14. Linea aspera femoris (weiterführende Knochenlinie)
15. Septum intermusculare femoris medialis (Bindegewebslager Innenseite Oberschenkel)
16. Musculi adductores (Adduktoren-Muskel-Gruppe)
17. Pes anserinus (flächenförmiger Zusammenschluss mehrerer Sehnen)
18. Membrana interossea cruris (Bindegwebsschicht zwischen Tibia und Fibula)
19. Musculus tibialis posterior (hinterer Schienbeinmuskel)
20. Musculus flexor digitorum longus (Beugemuskulatur der grossen Zehe)

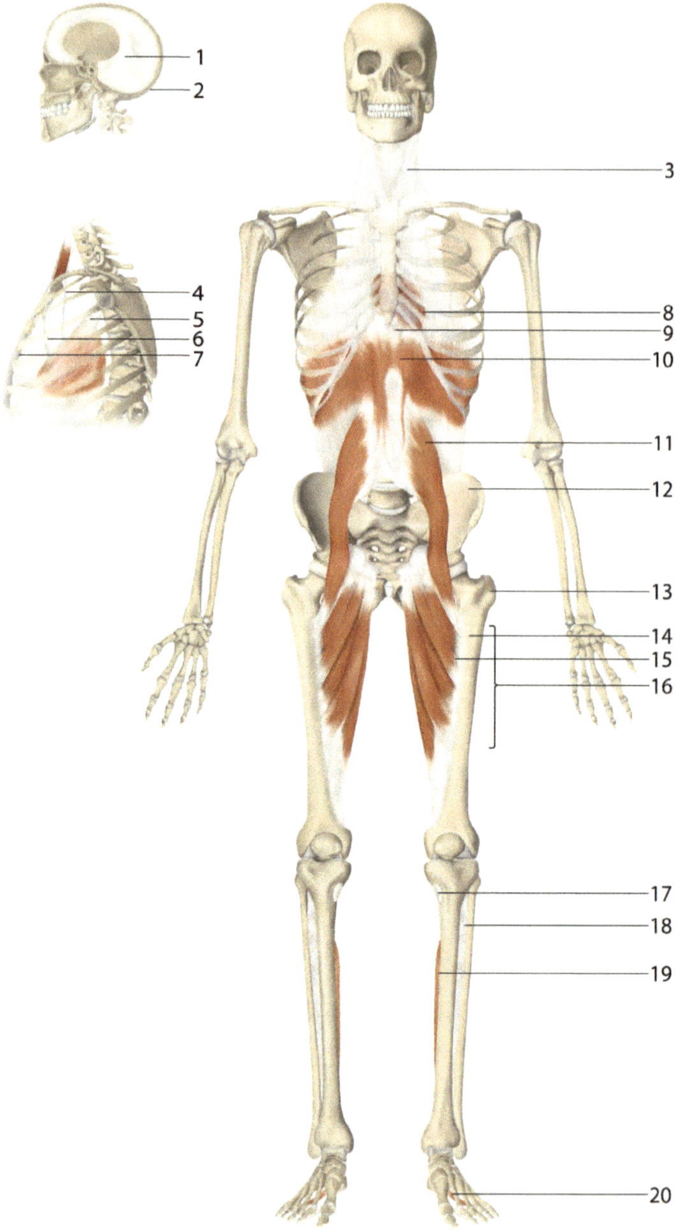

Abb. 29: Profunde anteriore Kette

6.8.2 Funktionen

Die tieferliegenden Ketten gehören auch zum anterior-posterioren Ausgleich (Balance zwischen anterior und posterior), haben aber vor allem die folgenden statischen Aufgaben.

Postural

- Stabilität im ganzen Bewegungsapparat
- Innere Haltung
- Aufhängungen der Organe

6.8.3 Pathologien / Dysfunktionen

- Atemprobleme
- Herzrhythmusstörungen
- Schluckbeschwerden
- Kopfschmerzen
- Adduktoren-Probleme
- Pes anserinus (Flächenförmiger Zusammenschluss mehrerer Sehnen)
- Shin Splint-Syndrom (Entzündung Knochenhaut des Schienbeins)
- Durchblutungsprobleme Fuss
- usw.

6.8.4 Ursachen

- Trauma (Unfall)
- Perikarditis (Herzbeutelentzündung)
- Dysfunktionen des Zwerchfells

6.9 Profunde laterale Kette

Sie besteht aus Faszien, Muskeln, Sehnen, Ligamenten und zusätzlich gibt es Verbindungen zu Organen. Die profunde laterale Kette hat in der Regel nach unten nur Verbindungen bis zum Knie. Bemerkenswert bei dieser Kette ist die Tatsache, dass sich Probleme in den Organen – auf Grund der Verbindungen zwischen Organen (z.B. Lunge, Leber, Darm, Magen) und dem muskuloskelettalen Teil des Körpers – auf das muskuloskelettale System auswirken können und umgekehrt. Meist bildet sich hier eine profunde UFK, die zur Ursache für gewisse Pathologien im lateralen Bereich sowie von viszeralen Problemen werden kann.

6.9.1 Anatomie

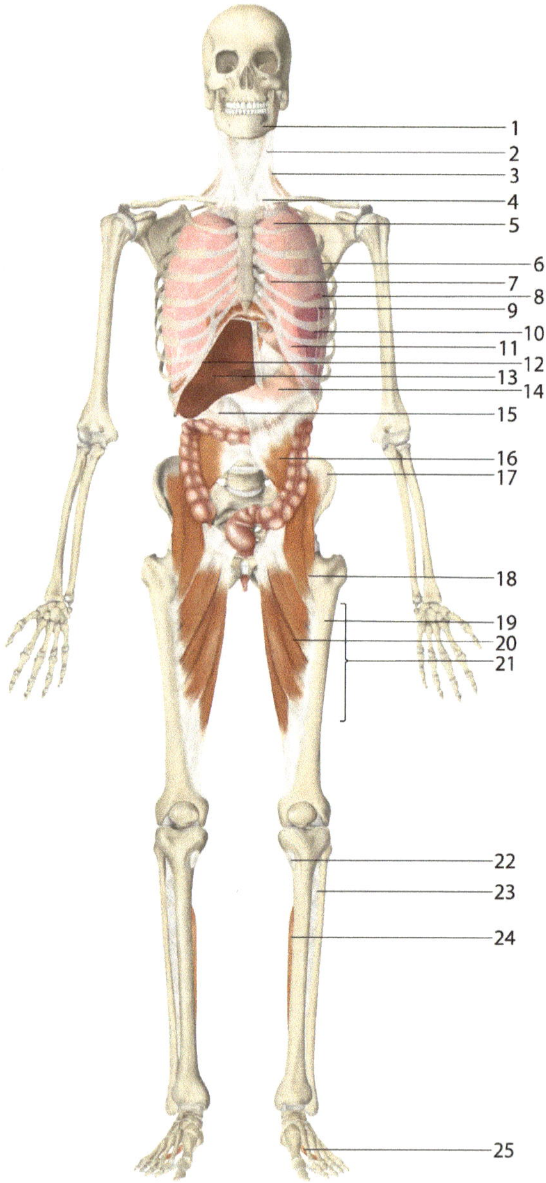

Abb. 30: Profunde laterale Kette

1. Os mandibula / Os occiput (Unterkiefer / Hinterkopf)
2. Fascia cervicalis profunda (tiefe Halsfaszie)
3. Musculi scaleni (Halstreppen-Muskeln)
4. Ligamentum cervicopleurale (Halslungenbänder)
5. Pleurakuppel (Lungenkuppel)
6. Lunge
7. Recessi
8. Pleura parietalis (oberflächliche Lungenhaut)
9. Recessus costodiaphragmaticus
10. Pleura visceralis (Lungenhaut)
11. Fissuren der Lunge
12. Diaphragma (Zwerchfell)
13. Leber auf der rechten Seite
    - Ligamentum coronarium und triangulare (Aufhängungen der Leber am Zwerchfell)
    - Ligamentum hepatoduodenale (Band zwischen Leber und Zwölffingerdarm
    - Omentum minus (kleines Netz)
    - Colon ascendens (aufsteigender Dickdarm)
    - Appendix (Dickdarmfortsatz)
14. Magen auf der linken Seite
    - Ligamentum gastrophrenicum (Aufhängung des Magens am Zwerchfell)
    - Omentum minus (kleines Netz)
    - Radix mesocolon transversum
    - Colon descendens (absteigender Dickdarm)
    - Colon sigmoideum
    - Radix sigmoideum
15. Fascia perirenalis links und rechts (Nierenaufhängung)
16. Musculus iliacus (innere Hüftmuskulatur)
17. Os illium (Beckenschaufel)
18. Trochanter minor (Ansatz der Hüftbeugemuskulatur)
19. Linea aspera femoris (weiterführende Knochenlinie)

20. Septum intermusculare femoris mediale (Bindegewebslager Innenseite Oberschenkel)
21. Musculus adductoris (Adduktoren Muskel-Gruppe)
22. Pes anserinus (flächenförmiger Zusammenschluss mehrerer Sehnen)
23. Membrana interossea cruris (Bindegewebsschicht zwischen Tibia und Fibula)
24. Musculus tibialis posterior (hinterer Schienbeinmuskel)
25. Musculus flexor digitorum longus (Beugemuskulatur der grossen Zehe)

6.9.2 Funktionen

Grundsätzlich ist hier bei den Funktionen nur die Aufhängung der Organe zu nennen.

6.9.3 Pathologien / Dysfunktionen

- Atemprobleme
- Kopfschmerzen
- Verdauungsprobleme
- Beckentorsionen
- usw.

6.9.4 Ursachen für eine UFK

- Trauma
- Alle Lungen-Pathologien
- Leber-Pathologien
- Magen-Pathologien
- Falsche Atmung
- Colon (Dickdarm)-Probleme
- usw.

6.9.5 Beispiele

Eine Gastritis (Entzündung des Magens) kann zu Kopfschmerzen führen. Wie das geht, schauen wir uns an. Der Magen ist über das Ligamentum gastrophrenicum mit dem Zwerchfell verbunden, das damit auch von der Entzündung betroffen sein kann und seine Elastizität verliert. Als Folge davon kann es über die Pleura parietalis respektive Pleura visceralis und das Ligamentum cervicopleurale einen Zug geben, der im Endeffekt zu Halswirbelsäulenproblemen und sogar Kopfschmerzen führen kann.

Die Gastritis kann sich aber auch nach unten auswirken: Wiederum führt die Kette vom entzündeten Magen zum Zwerchfell, über das Ligamentum gastrophrenicum und von dort über das Colon (Dickdarm), das Sigmoideum bis zum Musculus iliacus, der an der Beckenschaufel angewachsen ist. Der entstehende Zug kann zu einem Beckenschiefstand führen.

Gehen wir nun im folgenden Kapitel zu den Arm-Ketten über.

6.10 Fasziale Arm-Ketten

Auch von den Arm-Ketten gibt es mehrere, wir fokussieren uns auf jene, die in der Praxis am häufigsten zu UFK werden, die posteriore und anteriore Arm-Kette.

Diese Ketten finden wir bei Schulterproblemen jeglicher Art. Typisch ist, dass sie in den Arm und sogar bis in die Hand ausstrahlen und zwar mit ganz unterschiedlichen Pathologien. Häufig ist die Herkunft solcher Ausstrahlungen schwierig zu lokalisieren, man kann sie weder einem Nerv, einer Arterie noch einem Lymphgefäss zuordnen, Patienten beschreiben die Symptome oft als «komisches» Ausstrahlen. Es verläuft posterior oder anterior am Arm nach unten in Richtung Hand.

Die letzten Sätze wirken womöglich wie ein Stochern im Dunkeln, bringen wir mit einem Beispiel etwas Licht in die Sache: In der Praxis sehen wir häufig rezidivierende (nach kompletter Heilung wiederkehrende) Tennis-Ellenbogen (aussen) oder Golfer-Ellenbogen (innen). Das sind Entzündungen des Ellenbogens, bei denen nie eine Ursache erkannt worden ist, die aber hartnäckig immer wieder auftreten. Das sind UFK, die irgendwie entstanden sind, zum Beispiel durch ein Trauma oder eine langanhaltende gleichförmige Haltung oder Arbeit (zum Thema Haltung siehe auch Kapitel 7.2). Im Zeitalter von stundenlangem Arbeiten mit Computermaus oder Tastatur braucht man nicht einmal Tennis oder Golf zu spielen, um unter einem Tennis- oder Golfer-Ellenbogen zu leiden.

Wieso bei einem Menschen gar nichts entsteht, beim anderen eine posteriore und beim dritten eine anteriore Arm-Kette, hängt von den individuellen körperlichen Voraussetzungen ab und wie respektive in welcher Intensität der Körper gebraucht wird.

6.11 Superfiziale posteriore Arm-Kette

Die superfiziale posteriore Arm-Kette besteht aus Muskeln, Faszien, Bändern sowie Sehnen und den zugehörigen Gelenken sowie Ansatzpunkten an den Knochen.

6.11.1 Anatomie

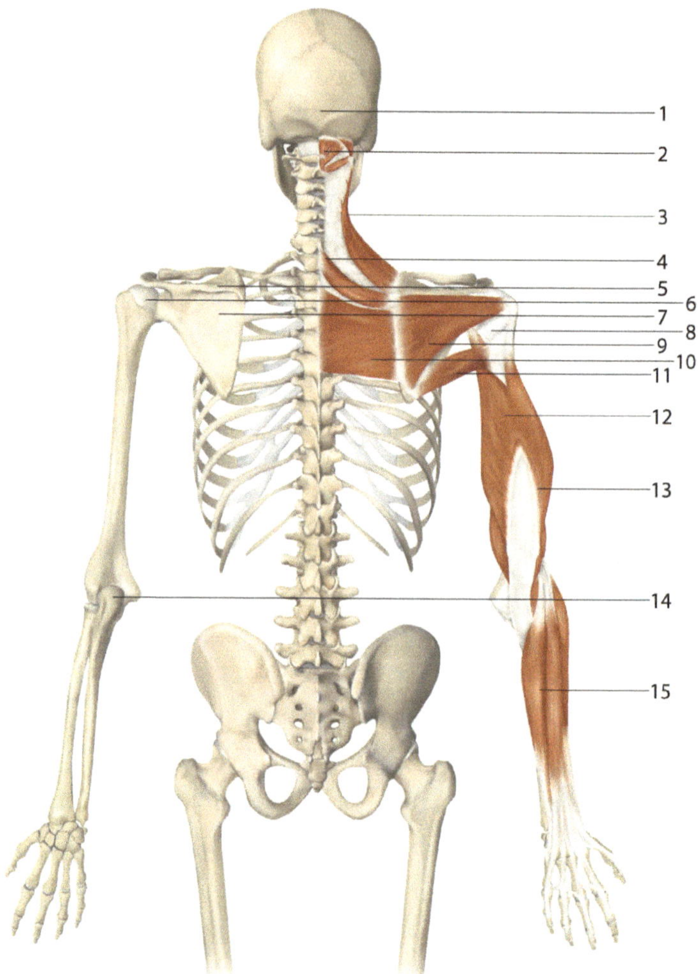

Abb. 31: Superfiziale posteriore Arm-Kette

1. Okziput und die Subokzipitalen Muskeln
2. Musculus levator scapulae (Schulterblattheber)

3. Musculus rhomboideus minor (kleiner Rundmuskel) / Interscapuläre Muskulatur)
4. Mediale Spina scapulae (Kante in der Mitte des Schulterblattes)
5. Caput humeri (Oberarmkopf) / Tuberculum majus (grosser knöcherner Vorsprung am Oberarm)
6. Os scapulae (Schulterblatt) Musculus infraspinatus / (Untergräten-Muskel)
7. Musculus infraspinatus / (Untergräten-Muskel)
8. Musculus rhomboideus major
9. Musculus teres minor (kleiner runder Muskel)
10. Membrana posterior (hintere Gelenkkapsel)
11. Musculus trizeps brachii (Armstrecker)
12. Olecranon-Periost der Ulna (Hackenfortsatz der Elle)
13. Membrana posterior (Hintere Gelenkskapsel)
14. Septum intermusculare post brachii (Trennwand der Muskeln)
15. Extensoren der Hand und Finger

6.11.2 Funktionen

Die superfiziale posteriore Arm-Kette hat vor allem dynamische Funktionen.

- Extension (Streckung) der Finger
- Extension der Hand (Dorsalextension)
- Extension des Ellenbogens
- Oberarm nach dorsal (zurück)führen und
- Schulterblätter nach dorsal medial (hinten und zur Mitte) führen

6.11.3 Pathologien / Dysfunktionen

- Tennis-Ellenbogen
- Ausstrahlung in den Arm bis in die Finger
- Dysfunktionen von Schulter, Ellenbogen und Handgelenk
- Entzündungen

6.11.4 Ursachen

- Fehlhaltung (speziell am Bürotisch und die Hand an der Maus)
- Sturz auf den Arm
- Überbelastung
- gewisse Sportarten
- Entzündungen
- usw.

Ursache oder Folge oder beides?

Wie schon mehrfach an anderer Stelle gesehen, verhält es sich auch mit den Entzündungen. Ist irgendwo etwas entzündet, wird Kollagen eingebunden, es kommt zu einem Elastizitätsverlust und eine UFK entsteht. Oder es liegt schon eine UFK vor und daraus entsteht in der Folge eine Entzündung. Beides ist möglich.

6.11.5 Präventions-Tipp

Führen Sie einen Arm gestreckt quer vor dem Oberkörper durch und ziehen Sie ihn mit dem angewinkelten anderen Arm, wie auf dem Bild dargestellt, zum Körper hin.

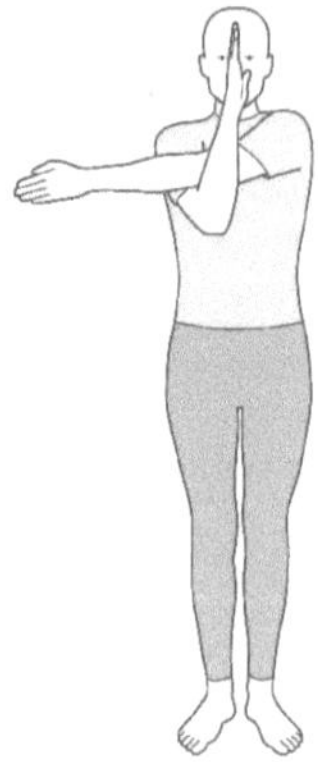

Abb. 32: Präventions-Übung superfiziale posteriore Arm-Kette

6.12 Superfiziale anteriore Arm-Kette

Auch die superfiziale anteriore Arm-Kette besteht aus Muskeln, Faszien, Bändern sowie Sehnen und den zugehörigen Gelenken sowie Ansatzpunkten an den Knochen.

1. Musculus trapezius pars ascendens (Trapez-Muskel, absteigender Teil)
2. Ligamentum coracoclaviculare (Band von Schlüsselbein zu Rabenschnabelfortsatz)
3. Musculus pectoralis minor (kleiner Brustmuskel)
4. Fascia pectoralis (Faszie der Brustmuskulatur)
5. Processus coracoideus (Rabenschnabelfortsatz)
6. Musculus biceps brachii (Armbeuge Muskulatur)
7. Septum intermusculare brachii mediale (Trennwand der Muskulatur-Innenseite des Armes)
8. Aponeurosis Musculus biceps brachii (Bindegwebsstruktur um den Bizeps)
9. Tuberositas radii (Speiche)
10. Epicondylus medialis humeri (Elle)
11. Flektorengruppe des Handgelenkes und Finger

6.12.1 Anatomie

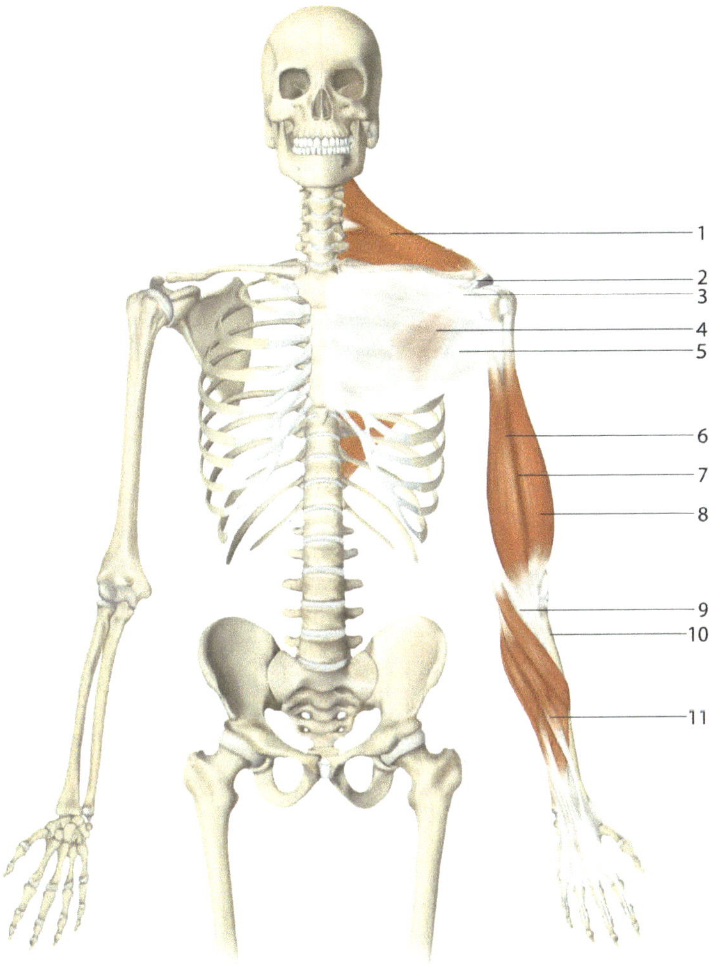

Abb. 33: Die superfiziale anteriore Armkette

Wir haben im Kapitel Faszien schon über Septen gesprochen, aber ich möchte ihnen mit folgender Graphik bildlich aufzeigen, wie wichtig Septen im Körper sind.

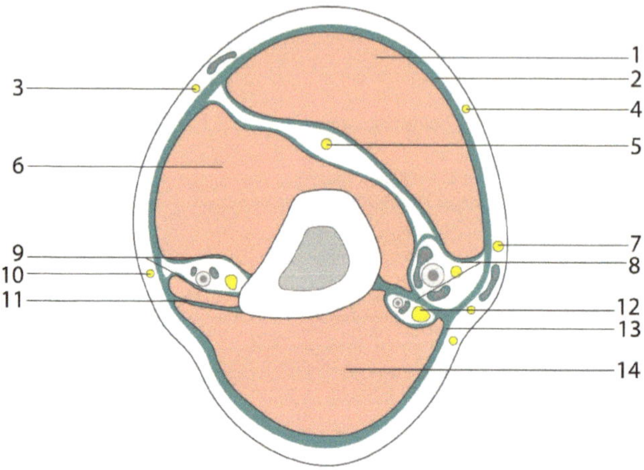

Abb. 34: Querschnitt eines Oberarmes

In der Illustration sieht man, wie ein Septum (Nummern 11 und 13) die Muskeln voneinander trennt, hier im Beispiel von Biceps brachii und Brachialis. Ebenso ist zu erkennen, wie die Gefässe in diesen Septen verlaufen. Einmal mehr sind die Faszien die Träger der Gefässe, und wenn die dazugehörigen Muskeln schlecht durchblutet oder eben Ketten aufgebaut sind, verkleben die profunden Faszien (Septen). Das heisst, es gibt nicht nur eine Kette, sondern es kann auch zu venösen oder arteriellen Nervenstauungen kommen (siehe Kapitel 8, «Vaskuläre Ketten»).

Oberarmschnitt

1. Musculus biceps brachii (Armbeuger)
2. Fascia superficialis
3. Nervus axillaris (Axillaris-Nerv)
4. Nervus cutaneus brachii medialis (Hautnerv)
5. Nervus musculocutaneus
6. Musculus Mrachialis
7. Nervus cutaneus brachii medialis
8. Faszie um Nervus medianus und Arteria brachialis
9. Faszie um Nervus radialis und Arteria profunda brachii
10. Ramus cutaneus (Hautast) des Nervus radialis

11. **Septum intermusculare brachii laterale**
12. Nervus ulnaris
13. **Septum intermusculare brachii mediale**
14. Musculus triceps brachii

6.12.2 Funktionen

Die superfiziale posteriore Arm-Kette hat vor allem dynamische Funktionen.

- Schultergürtel nach anterior und kaudal (vorne und unten) führen
- Arm nach vorne führen
- Flexion Ellenbogen
- Plantarflexion Hand (Handgelenk beugen),
- Flexion Finger

6.12.3 Pathologien / Dysfunktionen

- Thoracic Outlet Syndrom (Durchblutungsproblem in den Armen)
- Golfer-Ellenbogen (Sehnenentzündung an der Innenseite des Ellenbogens)
- Ausstrahlung in den Arm bis in die Finger
- Dysfunktionen von Schulter, Ellenbogen und Handgelenk

6.12.4 Ursachen

- Fehlhaltung
- Überbelastung
- Gewisse Sportarten
- Entzündungen
- usw.

6.12.5 Präventions-Tipp

Mit angewinkelten Beinen auf die Seite liegen. Den oberen Arm gestreckt nach hinten führen, versuchen so das Schulterblatt auf den Boden zu legen und den Handrücken durchstrecken. Damit wird die ganze posteriore Kette bis zu den Fingern aufgedehnt.

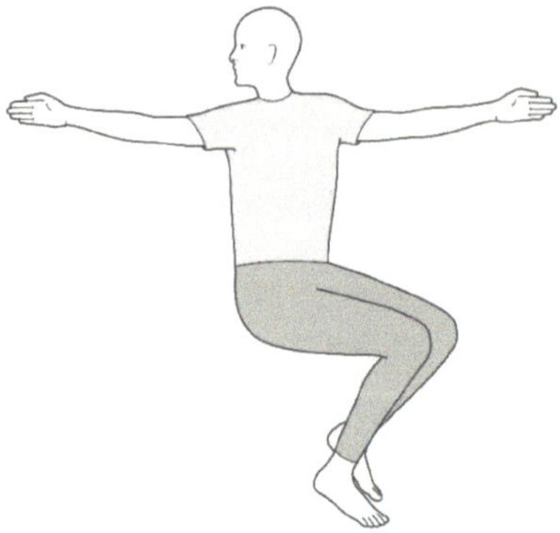

Abb. 35: Präventions-Übung superfiziale anteriore Arm-Kette

6.13 Kongestions-Kette

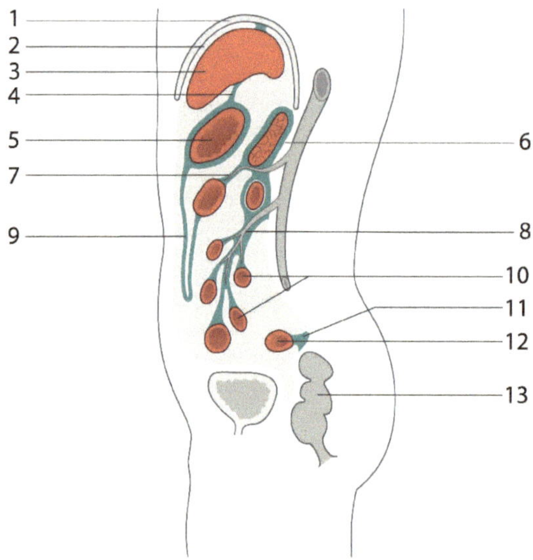

Abb. 36: Faszien im Bauchraum

Die Kongestions-Kette besteht aus Organen, Faszien und Bändern im Bauchraum. Diese Kette ist ein Spezialfall, weil sie buchstäblich durch eine Stauung entsteht.

6.13.1 Anatomie

Auch hier sieht man wieder, wie Septen, oder im viszeralen Bereich «Radix» genannt, eine wichtige Rolle einnehmen. Wie Septen bei den Muskeln, sind auch diese die Träger aller Gefässe und somit sehr wichtig, dass ein Organ die normale Funktion beibehalten kann. Siehe Bildgebung unten.

1. Diaphragma (Zwerchfell)
2. Ligamentum falciforme hepatis (Band von Leber zu Zwerchfell)
3. Leber
4. Omentum minus
5. Magen
6. Fascia retropancreatica
7. Radix mesocolon transversum.
8. Radix mesenterii.
9. Omentum Majus
10. Dünndarm
11. Radix mesocolon sigmoideum
12. Colon sigmoideum (Sigma-Darm)
13. Rektum

6.13.2 Ursachen, Pathologien und Dysfunktionen

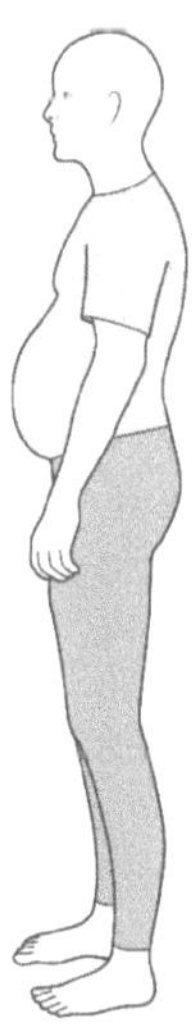

Viele Menschen leiden unter einer Stauung im Bauchraum. Das kann beispielsweise im Dünndarm oder Dickdarm (Colon) sein. Hauptursache ist oft eine Leberkongestion (Stauung) oder die Tatsache, dass Radix mesocolon transversum (Wurzel des querliegenden Dickdarms) und Radix mesenterium (Wurzel des Dünndarms) verklebt sind (zum Beispiel nach Entzündungen von Organen). Diese Verklebungen führen dazu, dass die Motilität (Eigenbewegung) des Dünndarms nur eingeschränkt möglich ist, was dessen Funktion beeinträchtigt und eine Stauung entstehen lassen kann.

Weiter sind die verklebten (weniger elastischen) Radizes, wie oben erwähnt, auch Träger aller Gefässe für die Organe (Arterien, Venen, Lymphen, Nerven). Sind sie in ihrer Funktionalität eingeschränkt, führt dies zu einer schlechteren Durchblutung, einem reduzierten Abfluss und einer weniger guten Innervation, was ebenso zu einer Kongestion führen kann.

Abb. 37: Ein Bierbauch als mögliche Auswirkung einer Leberstauung

Man kann sich die Leber wie die Müllabfuhr des Körpers vorstellen. Funktioniert sie nicht richtig, dann staut sich «der ganze Dreck» und verstopft den normalen Fluss. Eine Leber-Stauung kann entstehen, wenn diese verfettet ist, durch eine Leberzirrhose oder durch Hypertrophie. Langjähriger Alkoholmissbrauch führt oft zum typischen Bierbauch, einem Anzeichen für eine mögliche Leberstauung. Neben Alkohol kann auch extensiver Medikamentenkonsum zu einer Leberkongestion führen. Meistens erzählen mir die Patienten hier, dass es sich um einen Fettbauch handelt und sie hätten einfach zu viel gegessen. Ein grosser Irrtum! Diese Art von Kongestionsbäuchen ist nicht weich wie Fett, sondern eher hart, und man kann auch nicht das Fett mit einem Zangengriff vom Bauch lösen. Meistens sind diese Patienten sonst auch nicht fett, wie in der Illustration gezeigt, sondern haben gute Bein- und Gesässmuskeln. Nur der Bauch ist da und der ist wie ein aufgeblasener Bauch ersichtlich. Da «schwabbelt» nichts, sondern es ist einfach nur gestaut.

Die Organe im Bauchraum sind vom Omentum minus (kleines Netz) und vom Omentum majus (grosses Netz) umgeben, die bis zum Zwerchfell hoch gehen. Die Hauptorgane wie Leber und Magen sind ebenfalls am Zwerchfell befestigt. Probleme (Stauungen) in diesen Organen oder in den sie umgebenden Peritonealstrukturen (Faszien) können also zu UFK und daraus folgend zum Beispiel zu Atemproblemen führen.

Das Peritoneum

Um die Kongestions-Kette wirklich verstehen zu können, benötigt man Wissen über das Peritoneum, das heisst, die Verpackung der Organe. Jedes Organ im Bauchraum ist umschlossen von einem Peritoneum viscerale, einer inneren Verpackung, und einem Peritoneum parietale, einer äusseren Verpackung (beides sind Faszien). Das Peritoneum parietale ist verbunden mit den Knochen, Muskeln, Bändern und sorgt dafür, dass das betreffende Organ nicht lose im Bauchraum herumpurzelt. Man kann sich das vorstellen, wie eine Hohlkugel, bei der an vier Stellen ein Gummiseil befestigt ist. Diese vier Seile sind in zwei Metern Höhe an umliegende Bäume gespannt. Die Kugel hängt in der Luft zwischen den Bäumen. Bewegen sich diese in einem Sturm, dann bewegt sich die Hohlkugel mit, aber sie bleibt immer mehr oder weniger am gleichen Ort zwischen den Bäumen. Innerhalb dieser Hohlkugel befindet sich eine weitere, minimal kleinere Hohlkugel. Die beiden Kugeln sind so beschaffen, dass sie zwar ineinander sind, aber sich in unterschiedliche Richtungen drehen können. Zwischen diesen beiden Kugeln ist eine Flüssigkeit, die dafür sorgt, dass sie sich reibungslos ineinander bewegen können. Man kann sich dies so ähnlich wie eine Kugel in einem Kugellager vorstellen, wo Öl oder Fett (analog der «Flüssigkeit» von oben) dafür sorgt, dass sich die Kugel reibungslos dreht.

Zurück zum Peritoneum viscerale und parietale. Durch diese Verpackungen hindurch gibt es Verbindungskanäle oder Wurzeln (Radizes), durch die Nerven, Arterien, Venen und Lymphgefässe zu den Organen und von ihnen weg führen (in der untenstehenden Illustration mit Pfeilen angedeutet).

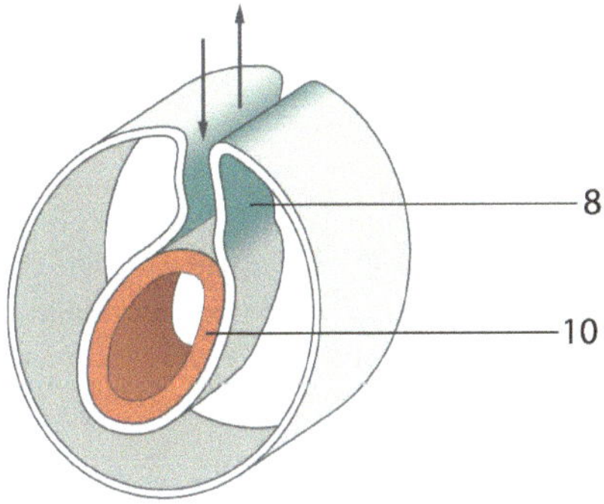

Abb. 38: Querschnitt von Radix mesenterium und Dünndarm

8. Radix mesenterium

10. Dünndarm

Nehmen wir als Beispiel den Dünndarm, der wie oben beschrieben eingepackt ist und via Radix mesenterium mit der «Aussenwelt» verbunden ist. Ist die Radix oder sind Peritoneum viscerale und parietale verklebt, dann folgt daraus eine schlechte Peristaltik, das heisst, der Darm kann sich nicht bewegen wie er müsste, um einwandfrei zu funktionieren. Sobald die Beweglichkeit eines Organs eingeschränkt ist, ist auch dessen Funktion eingeschränkt. Der Osteopath befreit diese Verklebungen und sorgt damit für eine bessere Durchblutung und eine bessere Beweglichkeit zwischen den beiden Peritoneen.

Ein weiterer wichtiger Aspekt ist das Thema Druck. Im Brust- oder Bauchraum, beim Zwerchfell wie auch gegen oben hin zum Kopf sollte immer der richtige Druck herrschen. Elastische, geschmeidige und unverklebte Faszien können viel besser für eine gleichmässige Druckverteilung in den genannten Räumen sorgen als verhärtete und verklebte. Dadurch ist der Mensch unter anderem weniger verletzungsanfällig, und die Organe funktionieren besser.

Bevor wir im übernächsten Kapitel mit den vaskulären Ketten weiterfahren, wenden wir uns etwas ausführlicher dem Thema Prävention von (faszialen und biomechanischen) Ketten zu. Bewegung heisst das Zauberwort, mit dem viele, ja sogar sehr viele Probleme verhindert, vermindert oder beseitigt werden könnten, insbesondere im Zeitalter der Computerarbeit. Dafür werden wir zuerst die vier Aspekte Kraft, Ausdauer, Beweglichkeit und Koordination betrachten und abschliessend auf die Haltung zu sprechen kommen.

7 Prävention

Bei einigen Ketten finden sich direkt vor Ort spezifische Präventionstipps, hier betrachten wir grundsätzliche Hinweise, um allgemein Ketten zu vermeiden.

7.1 Bewegung

Zur Bewegung hat Hippokrates schon etwa 400 v. Chr. folgendes gesagt: «Alle Teile des Körpers, die eine Funktion haben, werden gesund, wohl entwickelt und altern langsamer, sofern sie im Mass gebraucht werden und in Arbeit geübt werden, an die man gewohnt ist. Wenn sie aber nicht benutzt werden und träge sind, neigen sie zur Krankheit, wachsen fehlerhaft und altern schnell.» Eigentlich könnten wir damit zum nächsten Kapitel übergehen, Hippokrates hat die entscheidenden Dinge gesagt. Ich erlaube mir, trotzdem noch etwas zu verweilen.

Das Thema Bewegung ist einer der Hauptgründe, wieso viele Menschen irgendwann beim Arzt, Osteopathen oder in einer Therapie landen. Sie bewegen sich nicht, zu wenig oder, im anderen Extrem, zu viel.

Eigentlich ist es breit akzeptiertes Allgemeinwissen, dass sich regelmässige und der Leistungsfähigkeit angepasste Bewegung positiv auf die physische und psychische Gesundheit auswirkt, leider fristet sie trotzdem oft ein Schattendasein. Wer sich regelmässig bewegt, fördert die Lebensqualität auf vielfältige Art:

- stärkt das Immunsystem
- fühlt sich wohler
- kann besser abschalten
- schläft besser
- erholt sich schneller
- ist leistungsfähiger
- steigert Lebenslust und Lebensfreude
- ist sexuell erregbarer
- ist länger unabhängig
- verfügt über ein besseres Selbstwertgefühl
- baut Schlackenstoffe aus dem Körper ab
- stärkt Herz-Kreislauf-System und reguliert damit den Blutdruck
- mindert Herz-Kreislauf-Erkrankungen
- passt das Cholesterin an
- schmiert die ganzen Gelenke
- stärkt Muskeln, durchblutet sie besser und sorgt für schnellere Regeneration
- stärkt das Atmungssystem

Verwechseln Sie Bewegung keinesfalls mit Leistungs- oder gar Spitzensport. Jeder Mensch profitiert davon, wenn er sich bewegt, unabhängig von Alter, Geschlecht und aktuellem Bewegungsverhalten. Ausreden wie «zu alt» oder «zu eingerostet» gelten nicht!

Wer sich bisher kaum bewegt hat, sollte keinesfalls mit Vollgas einsteigen und den Körper überfordern. Bauen Sie langsam auf, gewöhnen Sie ihn an die Belastung. Ziel könnte sein, täglich eine Stunde zusätzliche Bewegung oder zwei- bis viermal wöchentlich ein Gesundheitstraining in den Alltag einzubauen. Das bringt bereits einen wesentlichen Gewinn für Ihre Gesundheit. Passen Sie die Art der Aktivität Ihren Vorlieben an, damit der Spass erhalten bleibt.

Übrigens kann ein ansehnlicher Teil des täglichen Bewegungsprogramms in den Alltag integriert werden. Betrachten Sie Rolltreppen und Lifts ab sofort als Sperrzone, lassen Sie das Auto für eine kurze Besorgung in der Garage und werfen Sie den Brief in den übernächsten Briefkasten, um nur drei Möglichkeiten zu nennen. Was oft vergessen wird, ist die Tatsache, dass der Aufwand, um sich fit zu halten, mit zunehmendem Alter steigt.

Wer glaubt, jeden Tag zwei bis drei Stunden investieren zu müssen, täuscht sich. Hält man sich an einen gut strukturierten Trainingsplan, dann kommt man auf etwa eine Stunde pro Tag. Für viele Menschen ist auch das schon viel oder sogar zu viel. Dazu möchte ich folgendes sagen: Wenn Sie bisher nichts getan haben, dann ist bereits ein Training in der Woche ein Fortschritt. Haben Sie wöchentlich einmal etwas für Ihren Körper getan, dann tun Sie es jetzt zweimal. Tasten Sie sich langsam zum Optimum vor, sonst überfordern Sie sich und steigen frühzeitig und frustriert wieder aus.

Bewegung ist eigentlich zu betrachten wie ein Medikament oder die Ernährung und wird für die Gesundheit immer wichtiger. Aber warum?

Für mögliche Antworten müssen wir in der Geschichte sehr weit zurückblättern.

1. Gehen wir davon aus, dass wir als Menschen vor Hunderttausenden von Jahren irgendwann einmal aufgestanden sind. Wir sind wohl das einzige Säugetier, das seinen Bauch, seine Genitalien vorne frei herumträgt. Die meisten haben sie geschützt, sind nach vorne eingeknickt, gehen auf allen Vieren, hängen in den Bäumen oder was auch immer. Nur wir gehen völlig aufrecht mit den Genitalien nach vorne. Das ist vielleicht auch ein Grund, wieso die posteriore, superfziale Kette viel mehr Probleme macht als die anteriore. Das hat in meinen Augen mit dem aufrechten Gang zu tun. Deshalb ist es wichtig, dass wir uns genügend bewegen und auch immer wieder auf den Boden kauern, knien und sitzen.
2. Irgendwann wurde der Stuhl entwickelt und durch das Sitzen vieles kaputtgemacht. Die Hüfte im rechten Winkel gebogen und das Knie ebenso – das führt zu einem Elastizitätsverlust in der Hüftbeuger-Muskula-

tur respektive in den ganzen Beinketten. Dazu kommt, dass wir nicht die ganze Zeit aufrecht sitzen können und irgendwann nach vorne knicken. Aus diesen Gründen ist Bewegung eminent wichtig. Müssten wir immer vom Boden aufstehen und absitzen, würden Muskeln und Gelenke viel stärker gefordert und die Beweglichkeit trainiert, als wenn wir dies bloss von der Sitzfläche des Stuhls aus machen.

3. Die Nahrungsmittel-Industrie trägt ebenfalls zum Bewegungsmangel bei, weil wir nicht mehr jagen oder Beeren sammeln müssen und auch nicht mehr den Acker pflügen, sondern alles im Supermarkt kaufen können. Essen wollen bedeutet nicht mehr automatisch, sich bewegen müssen.
4. Ein weiterer Aspekt ist die Fortbewegung: Autos, Motorräder, Eisenbahn oder Flugzeuge transportieren uns von A nach B. Früher mussten wir viel mehr leisten, um vorwärts zu kommen, wir liefen sehr viel mehr oder ritten, was auch Bewegung bedeutet. Heute ist das dramatisch anders. Immer wenn wir uns fortbewegen, sitzen wir wieder stuhlmässig, und zwar in allen Fortbewegungsmitteln. Die Fortbewegung im Alltag hat sich grundlegend verändert.
5. Auch Elektronik und Digitalisierung «erspart» uns Bewegung: Ein einfaches Beispiel sind die Fernbedienungen. Musste man früher aufstehen und vorne am Fernseher die Sender umschalten, geht das seit vielen Jahren bequem vom Sofa aus. Wenn man für jeden Senderwechsel ein paar Schritte machen muss (und weniger Sender zur Verfügung hat), bleibt man automatisch weniger lange vor der Glotze sitzen. Ein weiteres Beispiel sind die elektronischen Rollladen. Das traditionelle Modell mit der Handkurbel verlangt, dass man morgens und abends einmal zum Fenster hingeht und kurz kurbelt. Bei den ersten elektronischen Rollladen hat man auch noch hingehen und vor Ort den Knopf drücken müssen, da ist «nur» das Kurbeln weggefallen. In modernen Wohnungen lässt sich das zentral von einem Ort aus steuern oder sogar mit dem Smartphone. Bewegung braucht es nicht mehr. Die Digitalisierung hat den Bewegungsmangel nochmals in andere Dimensionen katapultiert, weil viele Menschen ohne Computer oder Smartphone gar nicht mehr sein können und sehr viel Zeit damit und davor verbringen, in der sie sich nicht bewegen.
6. Der letzte Punkt ist ein Tier, das in jedem Menschen wohnt. Bei den einen ist es grösser, bei den anderen kleiner: der innere Schweinehund. Auch als Bequemlichkeit bekannt. Der Mensch macht sich das Leben grundsätzlich so einfach wie möglich, parkiert das Auto möglichst nahe beim Eingang des Einkaufscenters und wählt am liebsten den Weg des geringsten Widerstandes. Das ist eine Grundeinstellung und kommt vielleicht von früher, als man noch fast jeden Tag um sein Leben fürchten oder kämpfen musste. Es war wichtig, äusserst umsichtig mit den Energiereserven umzugehen. Heute gilt das nicht mehr, aber die Pro-

grammierung ist immer noch da. Kann ich mir mit technischer Hilfe irgendetwas erleichtern, dann mache ich es, anstatt den inneren Schweinehund zu überwinden und etwas mehr zu leisten.

Damit haben wir die Hauptgründe unseres Bewegungsmangels benannt.

Für eine Veränderung dieser Situation müssen wir meines Erachtens bei der Bildung ansetzen und uns fragen, wie wir es fertigbringen, dass unsere Kinder sich wieder mehr bewegen, dass sie (und die Lehrkräfte) verstehen, dass es sich bei der Bewegung verhält wie mit der Ernährung: Ohne bekommt der Körper Probleme.

Nun stellt sich als nächstes die Frage, was **richtige** Bewegung ist? Ich bin ein absoluter Fan der eher jüngeren Entwicklungen wie Yoga, Krafttraining, Crossfit oder was sonst Neues aufgekommen ist. Grundsätzlich lässt sich sagen, dass alles seine Berechtigung hat, was Bewegung in einem gesunden Mass beinhaltet, und das bringt uns zum Punkt, wo man sich fragt, welche Bewegung gut ist für den Körper. Man spricht in diesem Zusammenhang von den fünf Konditionsfaktoren Kraft, Ausdauer, Beweglichkeit, Koordination und Schnelligkeit.

7.1.1 Kraft

Noch vor einigen Jahrzehnten hat kein Mensch daran gedacht, dass er ein Krafttraining absolvieren müsste, um die Muskeln zu kräftigen. Der Alltag ist in den meisten Fällen genug Krafttraining gewesen. Unser Körper ist dafür gebaut, gebraucht zu werden, und zwar so sehr, dass er nur dank dauernder Reizsetzung leistungsfähig bleibt, und je älter wir werden, desto mehr braucht er das.

Kraft entsteht nicht einfach so im Muskel, sondern nur durch gezieltes und regelmässiges Training. Leider wird Krafttraining viel zu oft mit Hantelstemmen und Bodybuilding gleichgesetzt, dabei kann es auch viel einfacher geschehen. Wichtig ist, überhaupt etwas zu tun. Wer stärker werden möchte, muss einen Reiz setzen, was bedeutet, etwas dem Körper Bekanntes intensiver auszuüben oder etwas ganz Neues zu tun. Der Reiz muss grösser sein als das, woran sich die Muskeln gewöhnt haben.

Gehe ich nach draussen und dort ist es kalt (Reiz), dann ziehe ich eine Jacke an. Der Körper funktioniert gleich. Heben wir 5 Kilogramm, dann ist das ein Reiz, wenn wir dieses Gewicht nicht gewöhnt sind. Der Körper wird sich daran anpassen und versuchen, sich vor einer gleichen Reizsetzung zu schützen, indem er Muskeln aufbaut. Mit der Zeit kommt es zu einer Gewöhnung und es braucht eine stärkere Reizsetzung. In meinen Empfehlungen gehe ich sogar so weit, dass ich sage, gezieltes Krafttraining sollte so selbstverständlich zum Leben gehören wie das Zähneputzen.

Bei den Zähnen leuchtet es sofort ein, dass Karies und damit möglicherweise Schmerzen, aber sicher Kosten entstehen, wenn wir sie nicht pflegen. Mit unserem Körper verhält es sich gleich. Ein gezieltes Krafttraining stabilisiert die Wirbelsäule und Gelenke und schützt sie vor Überlastungen und Fehlbelastungen. Auch hier werden Schmerzen und Kosten vermieden, wenn man sich präventiv engagiert. Und denken Sie daran, es gibt nur zwei Möglichkeiten, unsere Gelenke und Wirbel an Ort und Stelle zu halten: Erstens sind das die Muskeln, die das Gelenk stabilisieren und bewegen und zweitens der Chirurg. Er stabilisiert mit Schrauben und Platten. Was ist Ihnen lieber?

Möchten sie nun mit Krafttraining starten, wissen aber nicht wie, dann lassen sie sich doch von einem guten Sportphysiotherapeuten oder einem Personaltrainer ein Programm zusammenstellen. Die Patienten fragen mich oft, welches die beste Übung für sie wäre und wieviel Wiederholungen oder Sätze sie absolvieren sollen. Meine Antwort ist da sehr provokativ: am besten diejenige, welche sie noch nie gemacht haben, und wenn sie bis jetzt 8-12 Wiederholungen gemacht haben, wäre es an der Zeit, dies auch anzupassen. Um das Krafttraining optimal zu gestalten, braucht es etwas mehr Wissen und Erfahrung, darum nutzen sie diese von Profis.

7.1.2 Ausdauer

Was heisst eigentlich «Ausdauer»? Antwort: Bewegung ohne zu grosse Intensität. Oder etwas professioneller ausgedrückt: Ausdauer bezeichnet die Widerstandsfähigkeit des Organismus gegen Ermüdung und die schnelle Regenerationsfähigkeit nach einer Belastung.

Sie ist ein wichtiger Faktor für unseren Herzkreislauf, den Stoffwechsel, die Produktion von Gelenkschmiere in den innersten Schichten der Kapsel, den lymphatischen Abfluss und für einiges mehr.

Das Herz ist der wichtigste Muskel in unserem Körper und wird trainiert, wenn wir Ausdauersport machen. Das hat positive Effekte auf die Durchblutung, den Blutdruck, der bei vielen Menschen zu hoch ist, und den Puls. Wenn Blutdruck und Puls tief sind, wird das heute gleichgestellt mit einem langen Leben. Selbstverständlich spielt die Ernährung auch mit hinein, aber das betrachten wir in einem separaten Kapitel (Kapitel 9.3).

Werfen wir noch einen Blick auf die im ersten Absatz angesprochene Gelenkschmiere. Dazu gibt es eine stattliche Anzahl von Studien, die belegen, dass es eine gewisse Bewegungsdauer und Intensität braucht, damit die Schmiere tatsächlich gebildet wird. Meinen Patienten mit Kniearthrose empfehle ich zum Beispiel täglich 20 Minuten auf dem Hometrainer zu trainieren, mit wenig Widerstand, dafür bei etwa 70-80 Umdrehungen pro Minute. Bei dieser Belastungsform wird Gelenkschmiere produziert, und bei vielen Patienten stellt sich alleine schon durch diese Bewegung eine deutliche Verbesserung zum Teil bis hin zur Schmerzfreiheit ein.

Wenn Sie in Ihre Ausdauer investieren möchten, empfehle ich, sich individuell beraten zu lassen, damit Umfang, Intensität und Art Ihres Trainings auch tatsächlich zum angestrebten Ziel, Symptom oder der Pathologie passen. Hier eine Faustformel für jene, die sofort loslegen möchten: Laufen Sie so schnell, dass Sie noch sprechen können (aerob) und laufen Sie jeden Tag. Denn aufgrund allein der positiven Anpassungen im Körper könnten wir schon ein ganzes Buch füllen.

7.1.3 Beweglichkeit

Mit Beweglichkeit ist die Elastizität des Körpers gemeint. Sie setzt sich zusammen aus Dehnfähigkeit und Gelenkigkeit. Das Erstere meint die Faszien, Muskeln und andere Weichteile, das Letztere bezieht sich auf die genetische Form der Gelenke oder auf Gelenke, die blockiert sein können.

Beweglichkeit ist essentiell, damit wir auch im hohen Alter noch die Schuhe selber binden und problemlos in die Jacke schlüpfen können. Wer beweglich ist und für gute Elastizität in den Muskeln und im faszialen Gewebe sorgt, verhindert oder zumindest vermindert viele Pathologien (zum Beispiel Bandscheibenvorfälle, Rückenschmerzen), die durch Mindermobilität entstehen.

Die eigene Beweglichkeit kann man massgeblich beeinflussen, indem regelmässig trainiert wird. Dieses Training ist keine Hexerei, aber fehlendes Beweglichkeitstraining kann zum Hexenschuss (Lumbago) führen, und wer das schon einmal erlebt hat, weiss, dass man darauf gerne verzichtet.

Bei Patienten, die mit akuter Lumbago in die Praxis kommen, ist die Beweglichkeit oft enorm eingeschränkt, und der Therapeut versucht, sie so schnell wie möglich wiederherzustellen. Er manipuliert die Wirbel, bringt die Muskeln wieder zum normalen Tonus oder löst eine Verklebung des Darmes. Das sind alles Dinge, die man präventiv selbst in Form von Stretching, Yoga und Mobilisations-Übungen machen kann. Hier braucht es ja auch nicht viel. Es könnten zum Beispiel auch nur die Übungen aus den Faszialen Ketten gemacht werden und wir hätten ein 3-5-minütiges Dehnprogramm, welches sicher das Minimum abdecken würde. Hier gibt es natürlich auch wieder verschiedene Dehnmethoden, auf welche hier nicht eingegangen werden kann, aber sagen wir es in einfachen Worten: Möchte man beweglicher werden, muss man sich Zeit dafür nehmen und eine Dehnübung sicher mindestens 1-3 Minuten halten.

7.1.4 Koordination

Zum Thema Koordination mit all seinen Facetten könnte man ein eigenes Buch schreiben. Sie wird in der Wahrnehmung der Menschen immer wichtiger, weil sie, vereinfacht gesagt, als Mass herhalten kann, wie gut die Verbindung zwischen Gehirn und Körper funktioniert.

Im ganzen Körper verteilt, insbesondere jedoch in den Faszien, hat es Rezeptoren, die pausenlos die Lage im Raum (Fachbegriff: Propriozeption) oder die Kraftverteilung in den Gelenken messen und dies ans Rückenmark melden. Diese Meldungen sind wie die Feuermelder im Körper, welche die ganze Zeit den Ist-Zustand jedes Muskels, der Gelenke, Kapseln, Sehnen, Bänder und Faszien melden und Alarm schlagen, wenn sich etwas ändert. Entsprechend dieser Meldungen steuert das Zentralnervensystem Muskeln und Faszien an und sorgt dafür, dass wir beispielsweise das Gleichgewicht halten, geradeaus gehen, uns bücken oder etwas packen können. Ohne diese Fähigkeit sind wir nicht überlebensfähig.

Erst dieses Zusammenspiel versetzt uns in die Lage, uns vernünftig zu bewegen. Die Menschen sind sich kaum bewusst, wie perfekt koordiniert das Zusammenspiel aller Beteiligten funktionieren muss, damit man zum Beispiel etwas so einfaches wie Schuhe binden erledigen kann. Besonders im Alter kommt der Koordination in der Sturzprävention eine äusserst wichtige Rolle zu und sollte regelmässig trainiert werden.

7.1.5 Schnelligkeit

Das Thema Schnelligkeit wird im Sport genau angeschaut. Es wird aber leider vergessen, dass sie im Alltag auch wichtig ist. Um so älter wir werden, machen wir aus Sicherheitsgründen immer weniger sportliche Aktivität mit Schnelligkeit. Skifahren, Fussballspielen, Surfen oder ein Sprint werden zu gefährlich. Wir möchten uns nicht verletzen und vermeiden deshalb diese Aktivitäten. Dies hat leider auch negative Aspekte. Wir bilden die intermuskuläre Koordination ab, und die schnellen Muskelfasern werden immer weniger aktiviert. Diese brauchen wir dennoch, um uns bei einem möglichen Sturz auffangen zu können. Nicht nur die physiologischen Aspekte sind hier wichtig, sondern auch die psychologischen. Konzentration, Wahrnehmung, Entscheidung oder Antizipation werden immer weniger trainiert, dennoch sind diese im Leben aber sehr wichtig. Darum empfehle ich auch hier, etwas zu tun. Dies kann sein, dass wir das Spielen, so wie in unserer Kindheit, nicht vergessen sollten. Sich einen Ball zuwerfen, ab und zu schnell rennen, Frisbee werfen, Sport zu einer moderaten Intensität ausführen könnten da sicher helfen.

7.1.6 Superkompensation

Zum Abschluss dieses Kapitels möchte ich noch einen Abstecher zum Thema Superkompensation machen. Früher war sie mehrheitlich im Leistungssport bekannt, heute ist sie auch im Breitensport und in der Rehabilitation verbreitet. Es geht um die Frage, wie viel Training gut ist und wann es allenfalls zu viel sein könnte.

Im vorangegangen Unterkapitel ist die Rede von regelmässigem Training gewesen. Aber, was ist mit «regelmässig» genau gemeint? «Der Grundsatz der

Superkompensation berücksichtigt die Tatsache, dass nach einer wirkungsvollen Trainingsbelastung oder Reizung der Homöostase eine gewisse Wiederherstellungszeit notwendig ist, um eine erneute, gleichartige Belastung bei günstigen Voraussetzungen durchführen zu können. Belastung und Erholung sind gewissermassen als eine Einheit zu betrachten.» (Wessinghage, 1996) Die Erholung ist, wie das eigentliche Training, sehr wichtig für Sportlerinnen und Sportler (und für Menschen, die nach einem Vorfall oder Eingriff zum Beispiel Muskulatur aufbauen müssen).

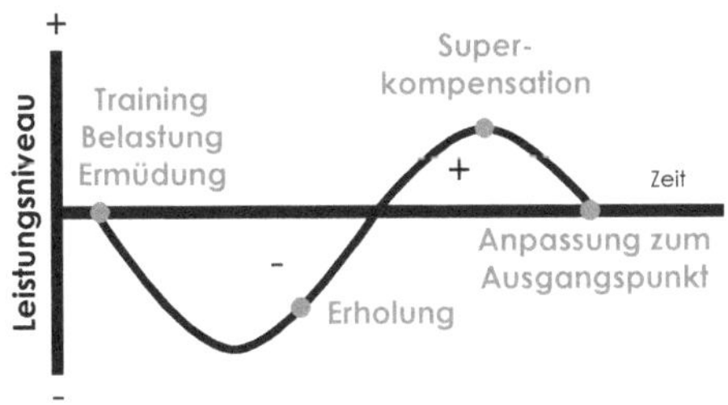

Abb. 39: Die Kurve zeigt die Phasen von Belastung, Erholung und Superkompensation auf der Zeitachse

Im ersten Bereich, wo die Kurve nach unten zeigt, findet ein Training statt (Ermüdung, Belastung). Egal, welche Art von Training, es entsteht immer (es sollte auf jeden Fall) ein Reiz im System, der Homöostase oder auf den Körper. Sobald man das Training beendet, erholt sich der Körper von der Belastung und kommt zumindest auf das Level des Ausgangspunkts zurück (waagrechte Linie). Danach erfolgt die eigentliche Superkompensation.

Nach der Erholungsphase superkompensiert der Körper, weil er sich vor einer neuerlichen Belastung gleichen Ausmasses schützen möchte. Das bedeutet, er fährt beispielsweise den Stoffwechsel hoch, aktiviert das Nervensystem, stärkt den Muskel, lagert Elastin ein und vieles mehr.

Ist das Training zu locker, gibt es keine Reizsetzung und damit auch keine Verbesserung. Diese Trainingsintensität kann bewusst gewählt werden, um sich von einer grösseren Belastung zu erholen. Falls nach der Superkompensation kein weiterer Reiz folgt, fällt der Körper nach einer gewissen Zeit wieder auf den Ausgangspunkt zurück. Beim Krafttraining ist das der Fall, wenn die nächste Belastung erst in einer Woche erfolgt. Mit einem wöchentlichen Krafttraining ist in der Regel keine Verbesserung zu erzielen, man kann nur den aktuellen Stand halten.

Wer eine echte Verbesserung möchte, sollte herausfinden, wann die Superkompensation auf dem Höhepunkt ist und an diesem Punkt den nächsten Trainingsreiz setzen. Das führt zu einer kontinuierlichen Verbesserung. Folgt der Reiz zu spät, stagniert man, kommt er zu früh, kann es zu einem Übertraining, respektive einer Überbelastung, kommen, was zu einem Leistungsabfall führt.

Somit ist klar, dass im Sport- wie im Rehabilitationstraining möglichst der richtige Zeitpunkt gewählt werden sollte, um optimale Fortschritte zu erzielen.

Die Kunst des Osteopathen in seiner Behandlung und des Konditionstrainers in seinem Training besteht darin, die Homöostase so schnell wie möglich mindestens wieder auf das Niveau von vor der Trainingsbelastung respektive vor dem zu behandelnden Vorfall zu bringen. Dies ist eine grosse Kunst, und man versucht noch immer mit sogenannten Biomarkern im Körper (wie Milchsäure, Sauerstoffsättigung und viele mehr) messen zu können, wann wohl der richtige Zeitpunkt ist, wieder ein Training zu starten. Es gibt aber sicher eine einfache Faustformel für uns – nicht für Sportler –, um uns einfach fit zu halten:

- Kraft: 2-3mal in der Woche ist ausreichend
- Ausdauer: kann aerob (mit Sauerstoff) jeden Tag bis zu einer Stunde ausgeführt werden. Anaerob (ohne Sauerstoff) max. 2mal in der Woche
- Beweglichkeit: 2-3 mal in der Woche ist ausreichend
- Koordination: kann jeden Tag trainiert werden
- Schnelligkeit: reicht einmal in der Woche

Nach diesen fünf Punkten kommen wir noch zu einem weiteren, der auf den ersten Blick das genaue Gegenteil von Bewegung ausdrückt und deshalb eigentlich nicht hierher gehört. Trotzdem platziere ich ihn genau hier. Es geht um die Haltung.

7.2 Haltung

Vor einigen hundert Jahren hat niemand gewusst, dass es dereinst einen Raum geben wird, der als «Büro» bezeichnet wird. Mit wenigen Ausnahmen haben sich die Menschen draussen oder in der Werkstatt aufgehalten, meistens verbunden mit körperlicher Arbeit oder zumindest Bewegung. Der menschliche Körper ist genau dafür ausgelegt. Heute sitzen je länger desto mehr Menschen in Büros und vor Computern. Mit entsprechenden Folgen. Wir sind genetisch nicht dazu vorgesehen, acht bis zehn Stunden vor dem Computer zu sitzen, sondern immer noch auf Bewegung programmiert.

Um ergonomisches Mobiliar wird sehr viel (Werbe-)Aufwand betrieben, und es gibt gute Ratschläge zum richtigen Stuhl respektive dem Abstand von Tastatur, Maus und Computer-Bildschirm, aber damit ist es nicht getan. Zehn Stunden in der gleichen Haltung auf einem ergonomisch optimalen Stuhl sind etwas weniger schlecht als zehn Stunden in der gleichen Haltung auf einem weniger optimalen Stuhl. Von «gut» sind wir weit entfernt.

Seien Sie sich eines bewusst, es gibt keine «richtige» Haltung. Bewegung und Abwechslung sind die Zauberwörter. Wenn Sie sich entscheiden müssen zwischen einerseits einem durchschnittlichen Stuhl, dafür regelmässiger Bewegung und Abwechslung und andererseits dem allerbesten, ergonomisch ausgefeilten Stuhl, dafür kaum Bewegung und Abwechslung, dann wählen Sie ersteres.

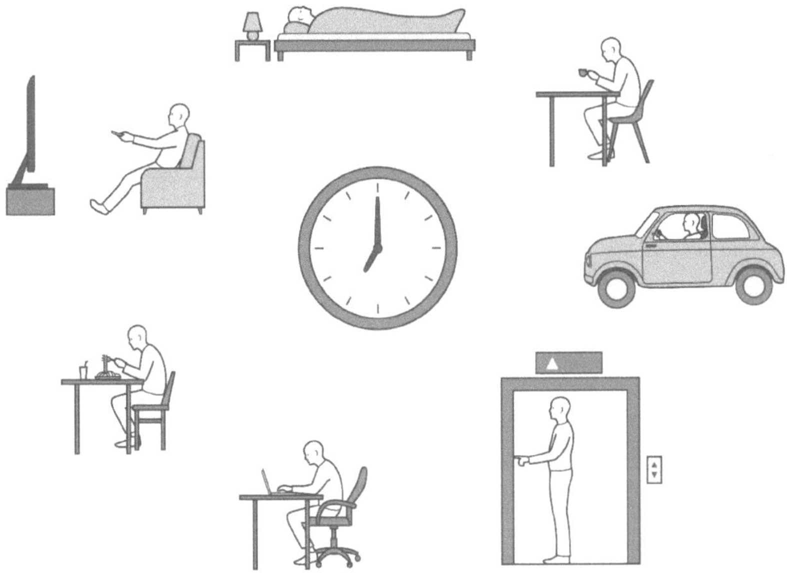

Abb. 40: Der Sitzmensch

In immer mehr Büros finden sich heute Stehpulte, um Haltungswechsel zu ermöglichen, leider werden sie meines Erachtens noch zu wenig benutzt. Es reicht nicht, die Pultplatte einmal wöchentlich hoch- und am nächsten Tag wieder herunterzufahren. Wer diese Möglichkeit hat, sollte pro Halbtag mindestens zweimal die Haltung wechseln, also zum Beispiel vom Sitzen ins Stehen und wieder zurück ins Sitzen. Und übrigens kann man auch aufstehen, um im Nachbarbüro etwas zu fragen, anstatt anzurufen oder eine E-Mail zu schicken.

Oder haben Sie schon einmal ernsthaft über einen Sitzball nachgedacht?

«Bei uns im Büro geht das doch nicht, wie würde das aussehen!» Das ist die Antwort, die ich oft bekomme.

Und wieso geht das nicht? Ist ihnen Ihr Rücken wichtiger oder was die Anderen denken?

Bringen Sie Bewegung und Abwechslung in den sitzenden Alltag, Ihr Rücken wird es Ihnen danken.

Wer für Bewegung im Alltag sorgt, hält die Faszien elastisch, nährt die Bandscheiben und vermindert Verspannungen, Kopfschmerzen und Bandscheibenprobleme. Gerade wer im Home Office arbeitet, hat unzählige Möglichkeiten, Bewegung einzubauen, weil er sich nicht darum kümmern muss, was andere wohl denken, wenn er zum Beispiel beim Telefonieren hin- und hergeht.

Fazit: Bewegung ist Leben, eine statische Haltung nicht.

Einen Aspekt gibt es jedoch, bei dem Bewegung nichts bringt und Ergonomie alles ist: Das Bett. Eine unpassende Matratze oder ein falsches Kissen können die Ursache für chronische Rückenschmerzen sein.

Nach diesem Rundumblick ist es Zeit, nochmals auf die einleitenden Worte zu den drei oder eben vier Säulen der Vorsorge zurückzukommen. Fragen Sie sich am Ende eines Jahres jeweils nicht nur, ob die Einzahlungen in die ersten drei Säulen erfolgt sind, sondern werfen Sie auch einen Blick auf die vierte Säule. Wie viel haben Sie im abgelaufenen Jahr in Ihre Gesundheit investiert? In Kraft, Ausdauer, Beweglichkeit und Koordination? Reicht das? Haben Sie Reserven gebildet?

Alle reden davon, dass man im dritten Lebensabschnitt genügend finanzielle Mittel haben sollte, um unabhängig und selbstbestimmt leben zu können. Ich empfehle Ihnen sehr, auch in Ihre Gesundheit zu investieren, um auch in dieser Hinsicht unabhängig und selbstbestimmt zu bleiben. Sie haben es in der Hand.

Setzen Sie sich jeweils für das folgende Jahr einfache und realistische Ziele, die Sie tatsächlich erreichen können, ohne Ihr Leben komplett auf den Kopf stellen zu müssen, sonst halten Sie es nicht durch. Tausend kleine Schritte führen auch zum Ziel.

Im folgenden Kapitel kehren wir zu den Ursache-Folge-Ketten zurück und betrachten die vaskulären Ketten.

8 Vaskuläre Ketten

Vaskuläre Ketten bestehen aus Gefässen, das heisst Venen, Arterien oder Lymphen und ihren Entrapments (Verengungs- oder Abdrückstellen von Gefässen). Sie entstehen, wenn Gefässe eingeengt oder gar abgedrückt werden und zeigen sich mit Symptomen wie Krämpfen, rezidivierenden Entzündungen, Schwellungen, allgemeinen Durchblutungsstörungen, Kribbeln in den Händen, Armen oder Beinen und anderem mehr. Die Symptome und deren Ausmass hängen davon ab, welche Gefässe und wie stark diese betroffen sind. Vaskuläre Ketten treten eher in den Extremitäten auf. Ich beschränke mich hier auf zwei solcher Ketten, eine der oberen und eine der unteren Extremitäten. Viele der angesprochenen Entrapments werden leider übersehen, dann werden nur Symptome behandelt.

8.1 Obere Extremitäten – Thoracic-Outlet-Syndrom

Ein typisches Beispiel für eine vaskuläre Kette ist das Thoracic-Outlet-Syndrom (TOS), ein neurovaskuläres Engpass-Syndrom des Schultergürtels, das zu Durchblutungsstörungen im Arm führt, weil die Arteria subclavia (Unterschlüsselbeinarterie) abgedrückt wird.

Daraus können ganz unterschiedliche Problematiken wie zum Beispiel Parästhesien entstehen (Fremdempfindungen wie Kribbeln im Arm, bis zu Krämpfen in der Muskulatur). Grundsätzlich kann man sagen, dass immer alle Gefässe wie Arterien, Venen, Lymphgefässe und Nervenbahnen nahe beieinander verlaufen. Je nach Ort, Struktur und Stärke der Einklemmung kann es im einen oder anderen Gefäss ein Problem geben. Der Einfachheit halber habe ich im Beispiel oben nur von der Arteria subclavia gesprochen.

8.1.1 Anatomie

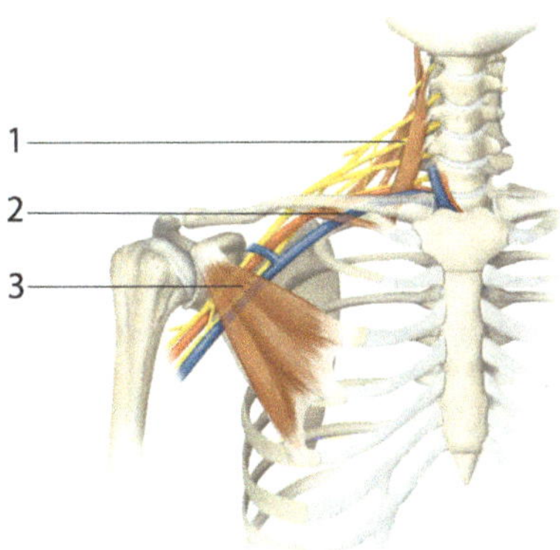

Bildeg. Das funktionelle Thoracic-Outlet-Syndrom

1. Skalenuslücke
2. Clavicula und 1. Rippe Lücke
3. Musculus pectoralis minor Lücke

Die erste Stelle, an der es für die Arteria subclavia einen Engpass geben kann, ist bei der hinteren Skalenuslücke, beim_Musculus scalenus anterior (vorderer Treppenmuskel) und dem Musculus scalenus medius (mittlerer Treppenmuskel). Wenn einer dieser Muskeln hyperton wird, sprich, seine Elastizität verliert, kann es die Arteria subclavia, aber auch den Plexus brachialis (Nervengeflecht des peripheren Nervensystems) abdrücken. Ist letzterer betroffen, sprechen wir aber von einer neurologischen UFK (siehe Kapitel 11, Neurologische Ketten).

Die nächste Engpass-Stelle befindet sich zwischen dem Schlüsselbein und der ersten Rippe. Man spricht dort vom costoclavikulären Syndrom. Die beiden genannten Knochen können in einer Dysfunktion stehen und auf Gefässe drücken. Auch der Musculus pectoralis minor (kleiner Brustmuskel) kann zusammen mit der Fascia pectoralis Auslöser für einen Engpass und damit eine vaskuläre Kette sein. Das kann auf Grund einer Fehlhaltung geschehen, wie in Kapitel 6.4 beim oberen gekreuzten Syndrom nach Janda beschrieben.

Verfolgt man den Strang weiter (nicht mehr zum TOS gehörend), geht die Brust- in die Achselfaszie über, und auch dort respektive im Verlauf des Arms können Gefässe abgedrückt werden (Entrapments).

Das Gegenstück zum Thoracic-Outlet-Syndrom ist das Thoracic-Inlet-Syndrom. In diesem Fall ist die Vena subclavia abgedrückt, was bedeutet, dass das Blut nicht mehr zum Herzen zurückfliessen kann, wie es sollte. Äusserlich zu erkennen ist es oft an Schwellungen oder Verfärbungen im Arm.

Grundsätzlich gibt es viele potenzielle Möglichkeiten für eine vaskuläre UFK. Je nach Körperbau, Haltung oder Veranlagung geschieht bei einem Menschen überhaupt nichts, beim anderen drückt es auf den Nerv, der Dritte leidet unter einer lymphatischen Stauung und beim vierten und fünften wird eine Vene oder Arterie abgedrückt.

Der Osteopath versucht mit klinischen Tests herauszufinden, wo sich das Entrapment befindet und auf welche Struktur es drückt. Dabei darf man nicht vergessen, dass es neben den oben genannten viele weitere strukturelle Möglichkeiten für Abklemmungen gibt. Da sind beispielsweise Arthrosen, Tumore, Frakturen, Venenthrombosen, Arteriosklerosen oder extra Halsrippen (Menschen mit zusätzlichen Halsrippen), um nur einige zu nennen.

8.2 Untere Extremitäten

Wenden wir uns den unteren Extremitäten zu. Dort finden wir in den Beinen, besonders bei Sportlern, oft eine vaskuläre Kette. Wegen rezividierender Verletzungen, Krämpfen oder Entzündungen finden viele davon irgendwann den Weg in unsere Praxis, weil ihnen bisher niemand hat sagen können, was die Ursache ihrer Probleme ist.

Die bekannteste Kette der unteren Extremitäten startet mit dem Ligamentum ilioinguinale (Leistenband). Dort kommt es oft zu Einklemmungen durch Beckenfehlstellungen, die postoperativ oder durch Überstreckungen hervorgerufen werden. Abgedrückt werden dabei Nervus, Arteria oder Vena femoralis sowie ihre Lymphgefässe.

Weiter unten im Bein, genauer gesagt im Adduktoren-Kanal, tritt das Saphenus-Syndrom auf, und zwar oft bei Fussballern. Betroffen sind fasziale Strukturen. Hervorgerufen wird es durch eine Hypertonie der Adduktoren. Weiter kann es im Unterschenkel bei der Fascia cruris, ausgelöst durch eine Kompression, ebenfalls zu einem Syndrom kommen. Diese Kette führt oft zu den bekannten rezividierenden Entzündungen am Fuss, bei welchen man die Ursache nie findet, sondern (oftmals mit mässigem Erfolg) versucht, die Entzündung zu mindern.

Die aufgeführten Beispiele zeigen einmal mehr, wie wichtig UFK für eine korrekte und wirksame Behandlung sind. Klemmt es an einem Ort, können Zu- wie auch Abfluss eines oder mehrerer Muskeln respektive Organe stark beeinträchtigt sein und zu Problemen führen. Für den Osteopathen ist es deswegen unerlässlich, die ganze Kette zu untersuchen und wenn nötig zu behandeln.

Vaskuläre Ketten finden wir auch im viszeralen Bereich, das heisst, auch dort können Ketten durch Einklemmungen entstehen. Wie im Unterkapitel «Exkurs Peritoneum» beschrieben, führen Arterien, Venen, Lymphen und Nerven durch die Radizes zu den Organen. Kommt es in den Radizes zu Abklemmungen, können ebenfalls vaskuläre Ketten entstehen. In diesem Fall sind sie jedoch meist als Teil der tiefen faszialen Ketten zu verstehen und oft Hauptursache für irgendwelche Symptome des betroffenen Organs.

8.3 Ursachen und Prävention

Funktionelle Ursachen für diese Ketten sind häufig Dysfunktionen der Gelenke, Wirbel und Rippen oder Elastizitätsverluste in den Faszien und Hypertonien in den Muskeln.

Präventiv gegen vaskuläre Ketten zu wirken, ist keine Hexerei, wenn die weiter vorne angesprochenen allgemeinen Präventionstipps beachtet werden, man auf die Beweglichkeit achtet und sich gesund ernährt. Auf diese Weise bleiben die Strukturen im Körper mobil und elastisch. Falls Sie jedoch Symptome im Sinne von Wärme und Kälte spüren, Schwellungen, Parästhesien, Kribbeln, Kraftverluste oder Krämpfe auftreten, sollte von einer Fachperson der Verlauf der Gefässe überprüft werden, um ein allfälliges Entrapment zu lokalisieren.

Funktionieren Zu- und Abfluss wegen eines Entrapments nicht gut, wird auch der Metabolismus beeinträchtigt, und damit sind wir bei der Überleitung ins Kapitel der metabolen Ketten.

9 Metabole Ketten

Haben wir uns bei den bisherigen Ketten mit der Physiologie der Gelenke und damit der Bewegung beschäftigt, geht es bei metabolen Ketten um die Physiologie der Organe.

Der Osteopath arbeitet mit seinen Händen und manipuliert am Körper seiner Patientinnen und Patienten. Er gibt Muskeln, Faszien, Gelenken, Gefässen und Organen ihre volle Funktionalität zurück, und er kommt mit seinen Händen an Grenzen, wenn chemische Prozesse im Körper ablaufen. Liegen eine hartnäckige Entzündung oder gar multiple Entzündungen (Tendinitis oder Kapsulitis) vor, kann dies von der Ernährung herrühren und durch eine Übersäuerung im Körper verursacht worden sein. Auch wenn es der Laie kaum glaubt, kann sogar eine Sehnenscheiden-Entzündung als Folge von Fehlernährung auftreten. Mit manuellen Manipulationen ist diese nicht zu beheben. In diesem Fall sollte der Osteopath mit der Ernährungsberatung, Homöopathie, Phytotherapie oder der Schulmedizin zusammenarbeiten, um die Übersäuerung abzubauen.

Glaubt man jedoch, mit der Übersäuerung den Anfang der Kette gefunden zu haben, ist dies oft nicht so. Ganz zuvorderst steht nämlich häufig Stress (mehr dazu in Kapitel 10.1). Er führt dazu, dass man sich falsch ernährt, zu viel Zucker zu sich nimmt, zu wenig trinkt, zu viel Kaffee konsumiert und den ganzen Körper übersäuert, was beispielsweise zu Entzündungen von Sehnen führen kann. Dies als typischer Fall einer metabolen Kette.

Aber woher weiss der Osteopath, dass eine metabole Kette vorliegt? Dafür gibt es Tests: Gewebetests, Urin- oder Bluttests, mit deren Hilfe man eine Übersäuerung feststellen kann und herausfindet, ob sie die Ursache für die Entzündung ist.

9.1 Was ist der Metabolismus?

Damit ist der Stoffwechsel gemeint, und darunter fallen alle chemischen Umwandlungen von Stoffen in unserem Körper: Umwandlungen von Nahrungsmitteln in Zwischen- und Endprodukte, biochemische Vorgänge, Auf-, Abbau, Ersatz und Erhalt von Körpersubstanzen sowie die Energiegewinnung für energieverbrauchende Aktivitäten, also für unsere Bewegung und die Aufrechterhaltung aller Körperfunktionen und damit des Lebens. Der Stoffwechsel verläuft grundsätzlich katabol (abbauend) oder anabol (aufbauend). Die Details dazu findet man in der entsprechenden Fachliteratur.

9.2 Entstehung von metabolen Ketten

Metabole Ketten entstehen, wenn der Stoffwechsel gestört wird. Dies ist oftmals kein lokales Ereignis, sondern kann global im ganzen Körper stattfinden.

Typischerweise ist dies der Fall, wenn zum Beispiel Hormone oder Enzyme im Spiel sind.

Hauptverantwortlich für einen funktionierenden Stoffwechsel ist die Ernährung. Ihre Wichtigkeit lässt sich sehr einfach mit einer Analogie aus der Motorenwelt erklären. Jeder Verbrennungsmotor braucht den richtigen Treibstoff (Diesel oder Benzin), und es muss regelmässig Motorenöl nachgefüllt werden, damit er wie geschmiert läuft. Würde man anstatt Motorenöl einfach Sonnenblumenöl einfüllen, wäre man nicht lange unterwegs, so viel ist sicher.

Dieses Beispiel lässt sich eins zu eins auf die Ernährung übertragen. Essen und trinken Sie das Falsche, dann funktioniert Ihr Körper nicht so, wie er könnte oder müsste, und irgendwann zeigen sich «Defekte», sprich Krankheiten. Aus meiner Erfahrung kann ich Ihnen versichern, dass sich fast bei jedem Patienten die Ernährung auf die Heilung oder zumindest Verbesserung des Gesundheitszustands auswirkt. Aus diesem Grund widmen wir uns in einem Unterkapitel dem wichtigen Thema Ernährung. Für eine vertiefte Auseinandersetzung gibt es eine breite Auswahl an empfehlenswerter Literatur.

9.3 Ernährung

Der Ernährung schenkt die Wissenschaft breite Aufmerksamkeit. In einer französischen Meta-Meta-Studie zu Ernährung und Gesundheit wurden die Ergebnisse Hunderter Studien zwischen 1950 und 2012 zusammengezogen. Das Ergebnis lässt an Deutlichkeit nichts zu wünschen übrig: Ernährung hat einen Einfluss – einen schützenden, neutralen oder schädlichen – insbesondere auf die zehn wesentlichen Altersleiden.

1. Herz-Kreislauf-Erkrankungen
2. Krebs
3. Typ-2-Diabetes
4. Erkrankungen der Leber
5. Erkrankungen der Nieren
6. Erkrankungen im Verdauungstrakt
7. Erkrankungen des Skeletts
8. Erkrankungen des Gehirns
9. Sarkopenie
10. Übergewicht und Fettleibigkeit

Hier einige konkrete Zahlen (zum Teil aus Deutschland):

- 64 % aller Todesfälle sind auf ernährungsbedingte Krankheiten zurückzuführen
- Seit 1988 werden Herz- und Kreislauferkrankungen als häufigste Todesursache genannt
- Alle sechs Minuten stirbt ein Mensch an Herzinfarkt
- 10 % leiden unter Gallenstein

- 12 % unter Diabetes
- 9 % unter Gicht
- 1950: 550.000 Rheumatiker in Deutschland ...
- 2020: ... bereits 20 Millionen (Arthrose, Arthritis, Wirbelsäulen- und Bandscheibenschäden)
- 79 % der Bevölkerung leiden an Übergewicht
- 30 % an Rheuma
- 30 % an Verstopfung
- 20 % an Bluthochdruck
- Seit 20 Jahren nehmen Schlaganfälle um 100.000 pro Jahr zu
- 13 % - 18 % der Schweizer Kinder sind übergewichtig (Tendenz steigend)
- 2 % - 3 % sind fettsüchtig (Tendenz steigend)
- In den letzten 20 Jahren hat sich die Zahl der übergewichtigen Kinder verdreifacht
- Die Fitness der 10 - 14-Jährigen hat sich seit 1995 um 20 % verschlechtert

Die Liste könnte fast endlos weitergeführt werden, aber schon diese Punkte sollten einem zu denken geben. Haben wir dank besserer Hygiene und medizinischem Fortschritt viele Krankheiten in den Griff bekommen, dann muss man ehrlicherweise eingestehen, dass auf Grund unserer heutigen Arbeits- und Lebensgewohnheiten sowie der Ernährungsweise andere Krankheiten enorm zugenommen haben. Ein möglicher Grund zeigt die folgende Grafik, die illustriert, wie sich die Zufuhr von Vitaminen, Spurenelementen, Ballaststoffen und Fetten über die letzten Jahrzehnte verändert hat.

Ernährung	**Urahnen**	**Heutige Zeit**
Folsäure (mg / Tg)	360	170
Vitamin C (mg / Tg)	600	80
Vitamin E (mg / Tg)	33	8
Zink (mg / Tg)	43	10
Kalzium (mg / Tg)	2000	750
Ballaststoffe (g / Tg)	100	12
% Anteil der Fette	21	42

Abb. 41: Veränderung der Zufuhr von Vitaminen, Spurenelementen usw.

Zucker

Das Thema (Fehl-)Ernährung wäre auch in einer knapp gehaltenen Abhandlung nicht komplett, würden wir uns nicht mindestens ganz kurz mit dem Zucker beschäftigen. Wer sich nur ein wenig damit auseinandersetzt, kommt nicht an der Einsicht vorbei, dass wir massiv zu viel Zucker zu uns nehmen, und damit meine ich die raffinierte Form, die vielen Halbfertig- und Fertigprodukten beigegeben wird. In der Schweiz stehen wir bei einem durchschnittlichen Pro-Kopf-Verbrauch von 53 Kilogramm pro Person und Jahr. Das ist mehr als ein Kilogramm pro Woche, was 250 Würfelzucker bedeutet – etwa 35 Stück jeden Tag. Bei einer angenommenen Schlafzeit von acht Stunden, stecken Sie sich also ungefähr alle 25 Minuten einen Würfelzucker in den Mund, und das während 16 Stunden täglich und 365 Tagen im Jahr. Eigentlich unvorstellbar. Aber wahr.

Dabei darf man nicht vergessen, dass es Menschen gibt, die deutlich weniger zu sich nehmen, also muss es auch solche geben, die wesentlich mehr konsumieren, sich zum Beispiel jede Viertelstunde einen Würfelzucker «gönnen». Dieser hohe Konsum wirkt sich zwangsläufig auf die Zähne aus. Es wird zwar viel gegen Karies unternommen, aber nicht an der Wurzel, indem man den Zuckerkonsum reduziert. Die Folgen sind frappant.

Zucker wirkt sich in verschiedener Hinsicht negativ auf unsere Gesundheit aus. Er vermindert die Verdauung und beeinträchtigt so die Aufnahme von Vitaminen und Spurenelementen. Weiter erhöht er den Gefässtonus und bremst damit die Eigenbewegung des Darms, was einerseits zu Krämpfen führen kann und andererseits den Blutdruck ansteigen lässt. Das führt zu einer erhöhten Herzfrequenz. Darüber hinaus stellt er dem Körper Energie zur Verfügung und verhindert damit, dass sich dieser bei den Fettreserven bedient.

Nach diesen Fakten lohnt es sich, einen Blick auf die Zusammensetzung gewisser Produkte zu werfen und sich zu überlegen, ob man sich diese Mengen Zucker wirklich zuführen will. Um Sie dafür zu motivieren, verrate ich Ihnen, wie viele Stück Würfelzucker in einer einzigen Flasche Ketchup stecken: bis zu 45 Stück!

Ernährung als Big Business

Eine plausible Erklärung, wieso die Situation sich in diese Richtung entwickelt, liefert die Tatsache, dass man mit Nahrungsmitteln Geld verdienen kann, weil jeder Mensch regelmässig essen muss. Ein gewisser Grundumsatz ist garantiert. Jeder Mensch in Mitteleuropa isst während seines Lebens gut 100.000 Mal. Wenn er stirbt, hat er sich zwischen 60 bis 70 Tonnen Nahrung einverleibt, das heisst, fast eine Tonne pro Jahr. Bei Erwachsenen könnte man sagen, dass sie monatlich in etwa ihr eigenes Körpergewicht essen. Diese Zahlen sind als Durchschnittswerte zu verstehen und gelten selbstverständlich nicht in jedem Fall, aber sie zeigen eine ungefähre Grössenordnung.

Zuerst wird mit den verkauften Nahrungsmitteln Geld verdient, danach folgt die «Schlankheits-Industrie», die uns mit allerlei Diäten helfen will, das Zuviel wieder loszuwerden. Es gibt die Hollywood-, Punkte-, Atkins-, Max-Planck-, Glyx-, Astro-, Vitamin-, Ananas-, Eskimo-, FDH-, Mayo- und unzählige weitere Diäten, bei denen wir wieder Geld ausgeben können.

Werden wir krank, folgt der nahtlose Übergang zur nächsten Industrie, der Gesundheitsindustrie. In der Schweiz werden jährlich rund 13 % des Bruttosozialproduktes für Gesundheitskosten ausgegeben, die mit unseren Ernährungsgewohnheiten in Zusammenhang stehen. Das sind umgerechnet 2000 Franken pro Person. (BFS 2021)

Prävention durch gesunde Ernährung

Es geht auch anders. Ein Beispiel für bessere Ernährung ist das Vollkorn. Nahezu 60 Prozent der untersuchten Studien weisen eine schützende Wirkung von Vollkornprodukten in Bezug auf mindestens eines der oben aufgeführten Altersleiden nach. Fast 40 Prozent sind in ihrer Aussage neutral, und nur ein marginaler Rest kommt zum Schluss, dass Vollkornprodukte schädlich sein könnten.

Aus dem aktuellsten Schweizerischen Ernährungsbericht (2012) kommt heraus, dass die in Fachkreisen unbestrittenen Ernährungsempfehlungen von vielen Menschen in ihrem Alltag nur teilweise oder überhaupt nicht beachtet werden. Früchte, Gemüse, Milch und Milchprodukte kommen nach wie vor zu wenig auf den Tisch, dafür konsumieren Herr und Frau Schweizer zu viele Kohlenhydrate.

Rund 30 Prozent der Schweizer Bevölkerung achtet bei ihrer Ernährung auf gar nichts. Es wird gegessen und getrunken, worauf man gerade Lust hat und was in Griffweite steht. Zu dieser Gruppe gehören hauptsächlich Männer, jüngere Menschen und solche mit einem niedrigen Bildungsniveau.

Eine weitere im Bericht ausgeführte Erkenntnis ist jene, dass viele Menschen ganz einfach zu wenig über Ernährung wissen oder mit der Lebensmittelkennzeichnung überfordert sind. Nüchtern betrachtet gibt es leider auch zu viele Situationen, die eine gesunde Ernährung erschweren. Der Druck am Arbeitsplatz mit kurzen Mittagspausen – wenn überhaupt – und dem verführerischen Fast-Food-Angebot um die Ecke machen es manchmal richtig anstrengend, den Verlockungen nicht zu erliegen. Weiter spielt auch der Preis eine wesentliche Rolle. Insbesondere in Haushalten, wo auf das Geld geachtet werden muss, greift die eine oder der andere gerne aus finanziellen Gründen zu einem XXL-Halbfertigprodukt zum Super-Spezialpreis, das man ansonsten vielleicht im Regal liegen gelassen hätte.

Wenn Sie Ihrer Gesundheit also etwas Gutes tun wollen, achten Sie darauf, dass Sie ...

- vollwertige Nahrungsmittel zu sich nehmen (z.B. Vollkornprodukte, die wichtige Nährstoffe und Nahrungsfasern liefern) und genügend Gemüse und Früchte, möglichst in Bio-Qualität.
  Die Bezeichnung Vollwert sagt es schon: Wir nehmen ein Produkt zum vollen Wert zu uns. Ein unverarbeiteter, frischer Apfel hat den vollen Wert, wird er gerieben, erhitzt oder anderweitig verarbeitet, dann verliert er mit jedem Verarbeitungsschritt immer mehr an Wert.
- vielseitig essen (zum Beispiel Kohlenhydrate, Fette und Eiweisse gut mischen und darauf achten, dass sie aus unterschiedlichen Quellen kommen, damit sich der Körper nicht daran gewöhnt, dass Proteine zum Beispiel nur aus Rindfleisch stammen).
- Fette und Zucker reduzieren, aber genügend essenzielle Fettsäuren zuführen.
- genügend Eiweiss zuführen (vorzugsweise pflanzliches), als Faustregel für den Durchschnittsmenschen sagt man 1 Gramm pro Kilogramm Körpergewicht.
- zwischendurch einen Fastentag oder sogar eine Fastenwoche einlegen.
- den Glykämischen Index (Qualitätsindex der Kohlenhydrate) beachten.
- genügend trinken, das heisst erst einmal mit Verstand trinken und auf den Körper hören. Bei einem 80 Kilogramm schweren Mann sagt man, dass er pro Tag 2 - 3 Liter Flüssigkeit zu sich nehmen sollte, wobei das Wasser zum Beispiel in verspiesenen Gurken oder Tomaten mitgezählt wird.
- bei den Nahrungsmitteln auf biologisch (weniger Schadstoffe) und bei Fleisch auf freilebend achten (Zuchttiere werden mit Zusatzstoffen behandelt, die uns schaden).
- sich hin und wieder etwas gönnen.

Machen Sie die Ernährung nicht zu einer Ideologie, die mit heiligem Eifer verfolgt werden muss, sondern lassen Sie den gesunden Menschenverstand walten. Essen Sie bewusst und mit Genuss, und achten Sie darauf, wie Ihr Körper auf gewisse Lebensmittel oder Essgewohnheiten reagiert.

Ist von Stoffwechsel die Sprache, denkt man fast reflexartig an die Ernährung. Das ist absolut nachvollziehbar, da sie ihn massgeblich beeinflusst – und auch die damit zusammenhängenden Probleme und Krankheiten. Aber nicht alleine! Die Ernährung gilt zusammen mit dem Trinken und Atmen als Pfeiler des Stoffwechsels. Aus diesem Grund erhalten auch die letzteren beiden hier Platz eingeräumt.

9.4 Trinken

Wasser ist überlebenswichtig. Das wissen alle Menschen und gleichwohl trinken die meisten zu wenig. Wassermangel ist die Ursache vieler Krankheiten. Ein Liter Wasser täglich ist notwendig, um die wichtigsten Abfallstoffe aus dem Körper zu eliminieren. Zwei bis drei Liter Wasser braucht ein 180 cm grosser Mann mit durchschnittlichem Gewicht für eine optimale Gesundheit. Wasser ist optimal, da es weder Zucker noch Kalorien enthält. Unser Körper besteht zu rund 60 - 80 % aus Wasser. Wenn wir wollen, dass er gut arbeitet, die Bandscheiben elastisch bleiben und der Stoffwechsel gut reagiert, dann sollten wir auf einwandfreie Qualität der Flüssigkeit achten, die wir zu uns nehmen.

Kaum jemand weiss, dass ca. 500 - 700 ml Liquor im Gehirn und Rückenmark jeden Tag neu aufgebaut werden. Wir haben es in der Hand, dessen Qualität zu beeinflussen, indem wir darauf achten, dass und was wir trinken. Oft wird auch unterschätzt, dass man nach einem Trauma, Unfall oder einer Hirnerschütterung viel trinken sollte, damit sich die Schlackenstoffe schneller aus dem Körper arbeiten.

Wenn Sie Mühe haben, ihre Gewohnheit, wenig zu trinken, zu ändern, machen Sie sich einen Zettel an den Bildschirm, stellen Sie eine Flasche auf den Tisch, und diese muss am Ende des Tages leer sein, oder nehmen Sie einen Wecker, um jede Stunde wieder daran erinnert zu werden, dass Sie trinken sollten!

9.5 Atmung

Die Atmung ist als Gesundheits-Thema uralt. So zeigen zum Beispiel die Inder im Yoga seit Jahrhunderten, dass der Atem sehr wichtig ist. Auch im Kampfsport lernt man, von Anfang an richtig zu atmen, um die volle Energie einsetzen zu können. Aber wir müssen gar nicht so weit gehen, schauen wir in unseren Alltag.

Nötigenfalls können wir mehrere Wochen ohne zu essen aushalten, mehrere Tage ohne zu trinken, aber höchstens ein paar Minuten ohne zu atmen. Das zeigt die Wichtigkeit der Atmung, und doch wird sie häufig unterschätzt, wahrscheinlich weil sie ohne bewusste Denkleistung funktioniert.

9.5.1 Zwerchfell-Atmung

Bei einer oberflächlichen Atmung sind fast nur die Hilfs-Atemmuskeln (Trapezius, Levator scapuli, Rhomboiden, Pectoralis minor, Serratus anterior, Intercostal-Muskulaturen ...) involviert, das Zwerchfell (Diaphragma), der Haupt-Atemmuskel, arbeitet kaum. Atmet man hingegen korrekt, dann geschieht dies aus dem Bauch heraus, und man spricht von der sogenannten Zwerchfell-Atmung. Dennoch darf und soll sich auch bei dieser natürlichen Atmungsform der Brustkorb entfalten. Geschieht die Zwerchfell-Atmung nicht während des üblichen Tagesablaufs, dann sollte mindestens im Ruhezustand nur noch auf diese Weise geatmet werden. Das kann man bewusst trainieren. Die Hilfs-Atemmuskeln kommen normalerweise erst zum Einsatz, wenn wir mehr Sauerstoff brauchen. Wenn wir intensiv rennen oder Sport betreiben, reicht die Atmung bloss mit dem Zwerchfell nicht mehr, dass die Muskeln genügend Sauerstoff bekommen.

Leider ist die Zwerchfell-Atmung bei vielen Menschen verlorengegangen, sie atmen vor allem oberflächlich und sind sich dessen nicht bewusst. Einer der Hauptgründe ist hier wohl auch der Stress. Denn für den Körper sind wir ständig am Rennen. Das Nervensystem meint wohl immer, dass wir vor einem Löwen davon rennen.

Das Thema «Haltung» und die negativen Auswirkungen des Dauersitzens haben wir weiter vorne schon angesprochen, das Sitzen auf dem Bürostuhl wirkt sich auch auf die Atmung aus, es verunmöglicht nämlich eine richtige Bauchatmung. Kommt jetzt noch Stress dazu, atmen wir praktisch nur oberflächlich, dabei bräuchten wir genau in diesem Moment die volle Sauerstoffkapazität, wie sie uns eine Zwerchfell-Atmung liefert.

Das Atmen in die Tiefe hat neben der erstklassigen Sauerstoff-Versorgung weitere positive Effekte. Sie drückt das Zwerchfell nach unten, um die Lunge aufzudehnen und ihr möglichst viel Raum zu verschaffen. Dadurch werden auch die Organe bewegt, massiert und allenfalls Verklebungen gelöst. Grundsätzlich sorgt das tiefe Atmen für eine bessere Mobilität im Bauchraum, wovon vor allem der Magen und die Gedärme profitieren, was wiederum positive Effekte auf die Verdauung hat. Und es wirkt sich positiv auf chronische Schmerzen aus, weil es Sauerstoff braucht, um die Propriozeptoren und Rezeptoren zu heilen, die Schmerzen wahrnehmen.

9.5.2 Sauerstoff rein – Abfall raus

Beim Thoracic-Outlet-Syndrom (Kapitel 8, Vaskuläre Ketten) haben wir gesehen, dass zum Beispiel eine Arterie eingeklemmt sein kann, was dazu führt, dass das Blut nicht mehr richtig zirkuliert. Als Konsequenz davon erhalten Muskeln und / oder Organe zu wenig Sauerstoff, was zu Funktionseinschränkungen führen kann.

Was im Kleinen geschieht, kann auch im Grossen (in der Totalität) passieren, nämlich, dass der ganze Körper mit Sauerstoff unterversorgt wird und damit sind wir bei der Atmung. Die Lunge bringt den lebenswichtigen Sauerstoff in den Körper. Wir brauchen ihn, um Kohlenhydrate, Fette oder Eiweisse spalten zu können. Die Atmung arbeitet aber nicht nur in eine Richtung, indem sie den Körper mit Sauerstoff versorgt, sondern auch als «Müllabfuhr», wenn sie zum Beispiel das Abfallprodukt Kohlendioxid abtransportiert.

Man ist sich kaum bewusst, dass die Ausatmung der wichtigste Entgiftungskanal des Körpers ist. Über 70 % aller Toxine (Abfallprodukte) werden über diesen Weg ausgeschieden. Bei einer flachen Atmung ist dieser Prozess naturgemäss beeinträchtigt, was negative Auswirkungen auf das Immunsystem hat. Ebenso kann es zu Müdigkeit und Konzentrationsstörungen führen sowie Verspannungen im Körper verstärken.

An jeder Bewegung sind Muskeln und Faszien beteiligt. Im normalen Alltag ist die Belastung so gering, dass der Körper im aeroben Bereich funktioniert. Das heisst er braucht Sauerstoff für die Verbrennung, damit genügend Energie bereitgestellt werden kann. Treiben wir die Belastung jedoch so stark nach oben, dass die Verbrennung nicht mehr nachkommt, wechselt der Körper in den anaeroben Bereich der Energiebereitstellung und wir übersäuern.

Übersäuerung kann auch ohne Sport entstehen, nämlich dann, wenn man über längere Zeit nicht richtig atmet. In diesem Fall mangelt es an Sauerstoff, dafür hat es mehr Kohlendioxid im Körper und dieser kann als Ganzes übersäuern. Dies kann zu negativen Folgen bis hin zu psychischen Erkrankungen führen.

9.5.3 Atmung und Emotion

Angst oder Stress sind mehr als «nur» Emotionen (mehr dazu im Kapitel 10.3). Spüren wir grosse, vielleicht sogar panische Angst, kann es sein, dass in diesem Moment vieles im Körper verinnerlicht (abgespeichert) wird, weil die Emotion mit der Physiologie verbunden ist. Sind zum Beispiel Angst, Wut oder Trauer im Körper manifestiert, haben wir oftmals Mühe, richtig zu atmen. Wie es dazu kommt, verraten einem Redensarten wie «den Atem verschlagen haben», «panisch nach Luft schnappen» oder «mit tränenerstickter Stimme reden».

Bei einem traumatischen Erlebnis kann es sein, dass man schockartig eingeatmet und in diesem Moment etwas im Körper abgespeichert hat, was sich physiologisch auf das ganze weitere Leben auswirkt. Irgendwo im Körper kann seither zum Beispiel eine chronische Verspannung vorliegen. In der osteopathischen Praxis sehen wir solche Dinge mehr und mehr. Im optimalen Fall lassen sich diese Verspannungen mittels korrekter und bewusster Atmung lösen, manchmal braucht es aber auch noch psychologische Unterstützung, um den positiven Zustand dauerhaft zu verankern.

Stockt oder zumindest verlangsamt sich die Atmung bei Angst, löst Stress das Gegenteil aus. Stress hatte der Mensch in Urzeiten praktisch nur in lebensbedrohlichen Situationen, und das hiess entweder Kampf oder Flucht. Beides bedeutete, dass der Körper Höchstleistungen erbringen musste, was nur mit einer genügenden Sauerstoffversorgung möglich war.

Heute führt Stress dazu, dass man zwar schneller atmet, aber weil der Körper meist nicht gefordert ist, bleibt es beim oberflächlichen, schnellen Atmen. Dadurch verspannen sich die Hilfs-Atemmuskeln, was später zu Problemen wie Kopfschmerzen führen kann.

Stress ist ein möglicher Grund für die oberflächliche Atmung, es gibt aber auch Menschen, die sich bewusst, und zwar aus ästhetischen Gründen für die flache Art zu atmen entscheiden, damit der Bauch sich nicht nach aussen wölbt.

9.5.4 Beeinflussen mittels Atmung

Herzschlag und Verdauung werden vom vegetativen Nervensystem gesteuert, das heisst, wir können mit unserem Bewusstsein nicht oder höchstens indirekt auf sie einwirken. Bei der Atmung verhält es sich anders. Sie wird zwar ebenfalls vom vegetativen Nervensystem gesteuert und funktioniert ohne unser Zutun, aber wir können sie unmittelbar beeinflussen.

Weder den Herzschlag noch die Verdauung können wir beispielsweise für eine Minute anhalten, beim Atem geht das. Ebenso können wir bestimmen, ob wir schneller langsamer, tiefer oder oberflächlicher atmen. Der indirekte Einfluss auf den Herzschlag erfolgt über die Atmung. Atmen wir bewusst tief und langsam, gehen Puls und Blutdruck nach unten, machen wir das Gegenteil folgen sie auch in die andere Richtung.

Diese Fakten kann man so interpretieren, dass wir via Atmung in der Lage sind, eine Brücke vom Bewussten zum Unbewussten zu schlagen. Persönlich gehe ich davon aus, dass in diesem Thema noch mehr steckt, und die Forschung ist gerade daran, dies zu entdecken. Was man für den Moment mitnehmen kann, ist folgendes: Würde bewusst mehr Sauerstoff zugeführt, dann könnte man Körper, Geist und Psyche sehr viel Gutes tun.

9.5.5 Korrekte Atmung – Messbare Effekte

Beim Atmen ist es wichtig, zuerst einmal vollständig auszuatmen und zwar so weit, bis der Bauch eingezogen wird. Auf diese Weise arbeitet das Zwerchfell, und die ganze Luft strömt aus. Erst dann kann man richtig einatmen, vom Bauch und Brustkorb aus den ganzen Sauerstoff einsaugen.

Braucht man für einen Moment mehr Energie, zum Beispiel vor einem Sprint oder einem Kampf, kann man vorher eine Art Hyperventilieren praktizieren. Das heisst, man atmet aktiv und bewusst mehrfach tief ein und aus. So gelangt mehr Sauerstoff in den Körper. Die Wirkung lässt sich mit einem einfachen Experiment überprüfen (nur unter Aufsicht durchführen). Atmen Sie einige Male völlig normal. Halten Sie danach den Kopf unter Wasser und lassen Sie die Zeit stoppen, bis Sie wieder auftauchen. Der durchschnittliche Wert liegt irgendwo um eine Minute. Atmen Sie jetzt 30 Mal tief ein und aus, machen Sie eine kurze Pause und wiederholen Sie das zweimal. Tauchen Sie anschliessend den Kopf wieder unter. Bei korrekter Durchführung können Sie davon ausgehen, dass sich die Verweildauer unter Wasser etwa verdoppelt, weil der Körper weniger schnell nach Sauerstoff verlangt.

Schon 5-10 Minuten täglich bewusst langsam und tief atmen beruhigt den Körper und tankt seine Sauerstoffreserven auf. Man fühlt sich fitter, aktiver und voller Energie. Patientinnen und Patienten können auf diese Weise ihre Rehabilitation unterstützen und die Genesungszeit abkürzen.

Wie oben beschrieben, werden über 70 % aller Toxine (Abfallprodukte) über den Atemweg ausgeschieden, wir kommen deshalb nicht umhin, auch das Thema Säure, Übersäuerung und Azidose kurz anzuschauen.

9.6 Übersäuerung (Azidose)

Im menschlichen Körper herrscht ein fein austariertes Gleichgewicht aller Stoffe und Substanzen. Durch Regulationsmechanismen werden die Konzentrationen der Elektrolyte, Säuren und Basen in engen Bereichen konstant gehalten (dieser Zustand wird als Homöostase bezeichnet).

Die Messgrösse für den Säure-Basenhaushalt ist der pH-Wert. Er wird durch verschiedene Säuren wie zum Beispiel Laktat (Milchsäure) beeinflusst. Steigt der Säuregehalt im Körper an, dann sinkt der pH-Wert und sobald er unter 7.37 ist, liegt eine Azidose (Übersäuerung) vor.

Auch die Grundsubstanz in den Faszien wird stark vom Säure-Base-Gleichgewicht bestimmt. Der Metabolismus und dieses Gleichgewicht bestimmen zusammen die Dynamik und Funktion aller Zellen und damit auch die Grundsubstanz der Faszien. Sie ist, wie im Kapitel Faszien (Kapitel 6.1) beschrieben, für sehr vieles im Körper zuständig, hat einen Einfluss auf die Vitalstoffe, Proteine, den Zustand der Zellen, ihren eigenen Stoffwechsel und vieles mehr. Einen Teil der Säuren produzieren wir bei Stress und Bewegung (Laktat = Milchsäure), diese können wir jedoch sehr gut beeinflussen.

Für Patienten ist es essenziell, ob und wie schnell Laktat abgebaut wird, das beschleunigt den Heilungsprozess (weil damit die Entzündungsfaktoren reduziert werden und die Entzündung dadurch schneller heilt), und gleichzeitig schützt man sich dadurch vor Unfällen. Warnsymptome bei nicht vollkommener Erholung oder beim Übersäuerungs-Syndrom sind eine verschlechterte Leistungsfähigkeit und das Auftreten von Befindlichkeitsstörungen, wie das subjektive Gefühl einer schweren Arbeitsmuskulatur oder Schlafstörungen.

Bei akuten Blockaden kann es sein, dass sie auf Grund einer vorliegenden Übersäuerung nicht sofort gelöst werden können. Zuerst muss man mit einem Ernährungsplan (basenartige Nahrung) die Übersäuerung in den Griff bekommen. Das kann so schnell gehen, dass man innert eines Tages bereits «andere» Faszien vorfindet und die Blockade lösen kann.

Die Wichtigkeit des Laktatabbaus gilt auch und insbesondere im Leistungssport. Nur wenn es abgebaut ist, kann beim nächsten Wettkampf wieder die maximale Leistung erbracht werden, und man schützt sich vor Unfällen. Wichtig ist in diesem Zusammenhang auch, die Superkompensation (Kapitel 7.1.6) zu beachten. Warnsymptome bei nicht vollkommener Erholung oder beim Übertrainings-Syndrom sind im Sport dieselben wie bei Patientinnen und Patienten.

Folgende Probleme treten bei Sportlerinnen und Sportlern wegen Übersäuerung vorwiegend auf (Hollmann / Hettinger 2000):

- Müdigkeit / Antriebslosigkeit
- Schlafstörungen
- vorzeitige Ermüdung der Muskulatur
- Krampfneigung während des Trainings
- Verletzungsneigung (Muskelfaserrisse)

Bei Patienten mit chronischer Übersäuerung sind folgende Symptome nachgewiesen worden:

- Chronische oder rezividierende Entzündungen von Sehnen, Schleimbeuteln usw.
- Anfälligkeit von Weichteilen auf Verletzungen
- Bandscheiben-Vorfälle
- Immunsystem-Schwäche
- usw.

Um die Säure aus dem Körper zu bringen, braucht es eine gezielte Analyse von Bewegung, Ernährung und Psyche sowie eine darauf abgestimmte Behandlung. Erwähnenswert an dieser Stelle ist die Tatsache, dass Säuren nie nur schlecht sind. Es gibt Organe wie das Herz oder Gehirn, die sich mit Säuren ernähren können. Wichtig ist, das Gleichgewicht von Säuren und Basen zu halten und nicht zu viele Säuren zu produzieren.

Im folgenden Kapitel wenden wir uns den psycho-emotionalen Ketten zu und werfen dabei auch einen Blick auf das Thema Stress.

10 Psycho-emotionale Ketten

Wenn über Gesundheit gesprochen wird, denken die meisten Menschen reflexartig an physische Gesundheit, die Definition der WHO sagt jedoch, dass mehr dazu gehört. Deshalb wenden wir uns in diesem Kapitel der Psyche und den Emotionen zu.

Diese Kette steht in unserer Gesundheits-Pyramide (Kapitel 3) nach Genetik und Epigenetik an dritter Stelle, was die Wichtigkeit von Psyche und Emotionen zeigt.

Psycho-emotional wird oft auch als psycho-somatisch beschrieben und dieser Begriff ist Dauergast in meiner Praxis. Die Patienten erzählen mir, der Arzt habe gesagt, es sei psycho-somatisch. Das bedeutet im Klartext, dass der Arzt keine Ursache für die Schmerzen gefunden hat. Neben psycho-somatisch gibt es übrigens auch somato-psychologisch, es ist also nicht nur so, dass psychische Probleme sich auf den Körper auswirken, sondern körperliche können auch die Psyche beeinflussen. Wer diese Zusammenhänge negiert oder anzweifelt, sollte sich einmal folgendes überlegen: Jeder Mensch entsteht ursprünglich aus einer einzigen Zelle. Eine! Darin ist alles für den zukünftigen Erdenbürger festgelegt. Es ist in meinen Augen nur logisch, dass, wenn alles aus einer Zelle entsteht, auch alles miteinander zusammenhängen muss.

Wie stark die wechselseitigen Zusammenhänge sind, zeigen verschiedene mit wissenschaftlichen Studien unterlegte Beispiele:

Einer Schulklasse hat man während einer Stunde von Alter, Gebrechen, Heimen, Rollstuhl usw. erzählt, einer anderen Klasse während der gleichen Zeitdauer von Jugend, Bewegung, Spass und Spiel. In der darauf folgenden Stunde haben sich in den Bewegungen der Schülerinnen und Schüler signifikante Unterschiede gezeigt, je nach dem, was ihnen vorher erzählt worden war. Wer mit den eher unerfreulichen Themen konfrontiert worden ist, hat sich langsamer bewegt und weniger Freude gezeigt.

In einer anderen Studie hat man Menschen bewusst in eine traurige Körperhaltung gebracht und dann versucht, sie zum Lachen zu bringen. Das ist nur sehr schwer möglich gewesen. Umgekehrt ist es sehr viel schwieriger gewesen, jemanden in eine traurige Stimmung zu versetzen, wenn er sich in einer offenen, fröhlichen Haltung befunden hat.

Und noch ein letztes Beispiel, die 60-Sekunden-Studie: Wenn es jemandem schlecht geht, sollte dieser Mensch versuchen, die Mundwinkel während 60 Sekunden wie zu einem Lachen hochzuziehen. Die Effekte sind messbar, es werden nämlich Endorphine (Glückshormone) ausgeschüttet und die Schmerzempfindlichkeit nimmt ab.

Zurück zum Patienten mit der Diagnose «psycho-somatisch»: Findet der Arzt also nichts Strukturelles und der Osteopath nichts Funktionelles, dann liegt die Vermutung nahe, dass die Schmerzen eine psychische Ursache haben, und in diesem Fall fällt schnell das Stichwort «Stress». Wir hetzen vom einen zum anderen, gönnen uns zu wenige Ruhepausen und wundern uns, wenn der Körper mit Verspannungen reagiert. Einer der wichtigsten psychischen Einflüsse auf den Körper ist tatsächlich Stress. In meiner Praxis liegt zu 90 (!) Prozent der «Patient Stress» (mit) auf der Liege.

10.1 Stress

Es ist mir bewusst, dass es verschiedene Stressarten gibt (Eustress und Disstress), ich meine hier mit Stress jedoch immer den schädlichen Disstress, der sich je nach Mensch, Situation und Stresslevel unterschiedlich stark auswirkt. Folgend eine Aufzählung möglicher Folgen, und die Liste ist bei weitem nicht abschliessend.

- Rückenschmerzen
- Hypertonie (Spannung) der Muskulatur
- Spannungskopfschmerzen
- Verdauungsprobleme
- ADHS
- immer krank oder müde (oder beides)
- Gewichtsprobleme
- Hauterkrankungen
- Schlafprobleme
- Herzkreislaufprobleme
- Schwindel
- Tinnitus

Unzählige Quellen berichten über die negativen Konsequenzen von Stress. In Umfragen kommen meist ähnliche Werte heraus, nämlich, dass 50 - 60 Prozent der Menschen wegen Stress nicht mehr abschalten können und über 40 Prozent mit Muskelverspannungen reagieren. Weitere negative Punkte sind nachlassende Leistungsfähigkeit und sich schwach fühlen. Je nach Quelle unterscheiden sich die Zahlen, aber sie zeigen alle in die gleiche Richtung. Nageln Sie mich deshalb nicht auf den genannten Werten fest, es geht mir nicht um ein oder zwei Prozentpunkte mehr oder weniger, sondern darum, Ihnen die Grössenordnung des Problems aufzuzeigen.

Dabei gibt es unterschiedliche Auslöser für Stress. Die wichtigsten sind «finanzieller Druck» mit über 71 % an der Spitze. Dahinter folgt «mangelnde Anerkennung im Beruf» mit gut 68 %. Die «Belastung im Privatleben» steht mit knapp 58 % an dritter Stelle, gefolgt von «Überlastung bei der Arbeit» (54 %) (BGM 2020).

Druck für den Körper – Stress für die Psyche

Ist zum Beispiel wegen Übergewichts oder einer Fehlhaltung ein Gelenk über Jahre oder Jahrzehnte hinaus einem erhöhten Druck ausgesetzt, dann verwundert es niemanden, wenn es sich abnutzt und eine Arthrose mit entsprechenden Schmerzen daraus resultiert.

Stellen Sie sich einmal vor, dass jemand über Jahre oder Jahrzehnte hohem psychischem Druck ausgesetzt ist. Ist es nicht logisch, dass sich dieser Druck irgendwann auch negativ bemerkbar macht? Das ist eigentlich eine rhetorische Frage, weil die Antwort nur JA sein kann.

Kommen Sympathikus und Parasympathikus (siehe Sympathikus respektive Parasympathikus, Kapitel 11) respektive das vegetative Nervensystem aus der Balance, dann wirkt sich dies negativ auf das endokrine (hormonelle) System aus, was wiederum das Immunsystem beeinträchtigt. Hier zeigt sich einmal mehr, wie alles zusammenhängt.

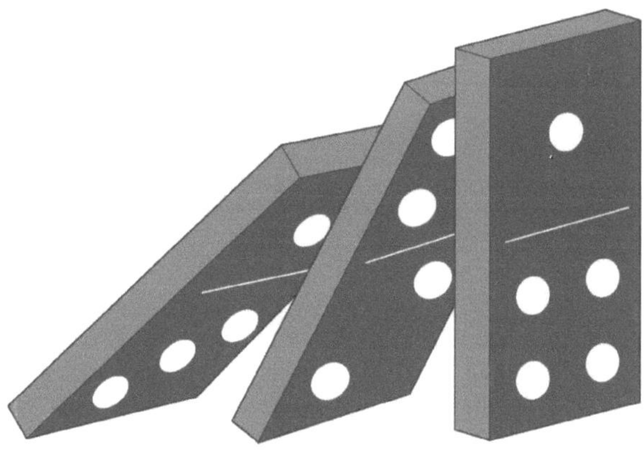

Abb. 42: Vom vegetativen Nervensystem über das endokrine System bis hin zum Immunsystem hängt alles zusammen.

Das vorherige Bild illustriert sehr gut den Zusammenhang dieser Systeme in der Reihenfolge und Geschwindigkeit. Wie ein Dominostein fällt das Nervensystem als erstes, reagiert sofort auf Stress, kann sich aber auch schnell wieder regenerieren.

Das Hormonsystem braucht für eine Reaktion etwas länger und folgt erst nach dem Nervensystem. Kommen jedoch Hormone ins Spiel, geht es immer länger, bis der Körper sich davon erholen kann. Die Hormone haben eine stärkere globale Wirkung im Körper als das Nervensystem, deshalb reagiert nach einer gewissen Zeit das Immunsystem. Es folgt erst am Schluss, aber wenn es reagiert, dann geschieht das heftig. Man wird krank, depressiv, übersäuert etc. Bis das eintritt, dauert es länger, aber wenn einmal alle Dominosteine gefallen sind, braucht es einen längeren und globalen Ansatz zur Heilung.

Die mentale Waage (Lebenswaage)

Das Leben eines erwachsenen Menschen setzt sich grundsätzlich zusammen aus einem privaten Bereich (Familie), einem beruflichen (Job, Arbeitsstelle) und einem persönlichen (Ich). Stellen wir uns zur bildlichen Darstellung eine Waage mit drei Armen vor, an deren Ende jeweils eine Schale befestigt ist. Der Schnittpunkt der drei Arme liegt auf einer feinen Nadel auf. Sind die drei Aspekte im Leben ausgewogen, dann liegen die drei Arme waagrecht in der Luft, das heisst, sie sind perfekt im Gleichgewicht. Lädt man in einem Bereich etwas mehr auf, dann kommt die Waage aus dem Gleichgewicht. Um sie wieder in die Balance zurückzuführen, muss man auch die anderen beiden Aspekte entsprechend berücksichtigen. Kleinere Ungleichheiten wirken sich nicht dramatisch aus. Die drei Arme sind zwar nicht mehr im Gleichgewicht, aber sie rutschen nicht von der Nadelspitze. Lädt man hingegen an einem oder sogar zwei Orten deutlich zuviel auf und vernachlässigt den oder die anderen Aspekte, dann kann es sein, dass das ganze Gebilde herunterfällt. Das steht sinnbildlich für echte Probleme respektive Krankheiten, und das können psychische wie auch physische sein.

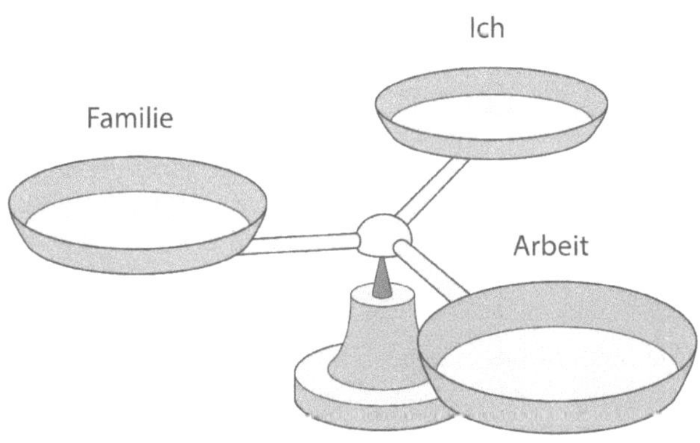

Abb. 43: Die mentale Waage (Lebenswaage)

Spielen wir ein Beispiel durch: Ein 45-jähriger verheirateter Familienvater wird durch seine Arbeit extrem belastet. Seine knappe Freizeit verbringt er mit den Kindern. Irgendwann kommt der Zeitpunkt, wo die Missachtung seines Ichs Folgen zeigt, er läuft in ein Burnout.

Es könnte auch anders ablaufen: Eine 40-jährige Frau arbeitet hart an ihrer Karriere und nimmt sich genügend Zeit für sich, aber für die Partnerschaft bleibt kaum etwas übrig. Die Waage kommt aus dem Gleichgewicht und ebenso ihre Partnerschaft. Als Folge der Trennung wird sie depressiv.

Zum Schluss noch ein drittes Beispiel: Ein 35-jähriger Mann investiert viel Zeit in seine Hobbies und verbringt ebenso viel Zeit mit seiner Frau und dem kleinen Kind. An der Arbeitsstelle kommt er nicht vom Fleck und nicht an die angestrebte Position, weil er nicht genug Energie aufbringen kann, um wirklich Topleistungen zu erbringen. Irgendwann muss er für Ausgleich sorgen, sonst wird er im Job zu einem innerlich Gekündigten, und das wirkt sich längerfristig auch auf seine Gesundheit aus.

Diese Waage ist dynamisch, sie schaukelt jeden Tag etwas. Das Gleichgewicht muss man sich immer wieder von neuem erarbeiten, und zwar zusammen mit den anderen involvierten Parteien.

Übrigens für alle Skeptiker: Wenn jemand mit einem Hexenschuss bei mir in der Praxis ist, kann ich mit fast 100 % Sicherheit davon ausgehen, dass die Waage in seinem Leben nicht ausbalanciert ist.

10.2 Prävention und Behandlung

Aus den vorangegangenen Erläuterungen lässt sich schliessen: Stress reduzieren heisst, der Gesundheit etwas Gutes tun. Und wie geht das konkret? Aus meiner Erfahrung stehen dabei meist drei Punkte im Zentrum:

1. ***Sorgen Sie für einen Ausgleich zu den stressigen Bestandteilen Ihres Lebens***

Es ist mir bewusst, dass dies womöglich zu einfach und plakativ klingt, aber es ist wahr und es gibt unzählige Möglichkeiten für einen Ausgleich. Die einen lesen ein Buch, die anderen praktizieren Yoga, die dritten gehen schwimmen, wandern oder setzen sich zum Beten in die Kirche. Die Liste ist endlos, wichtig ist, dass Sie jene Möglichkeit finden, die auf Ihre individuelle Situation zugeschnitten ist und es tatsächlich umsetzen.

2. ***Stärken Sie Ihr Selbstvertrauen***

Wieder ein einfacher Satz, der in der Umsetzung sehr anspruchsvoll sein kann. Wollen Sie den Stress wirklich hinter sich lassen, dann ist es wichtig, dass Sie daran glauben, es zu schaffen und dass Sie auf dem richtigen Weg sind. Viele Menschen in meiner Praxis zweifeln schlicht, ob sie es überhaupt schaffen, einen Ausweg aus ihrem persönlichen Hamsterrad zu finden. Ihr Glaube versetzt Berge. Unglaube nicht.

3. Reflektieren Sie sich und Ihren Weg

Wie geht es mir heute? Wie geht es mir in dieser Situation? Wieso geht es mir gerade jetzt so oder anders? Was kann ich morgen ändern, damit es mir (noch) besser geht?

Viele Menschen sind es nicht gewohnt, sich derartige Fragen zu stellen und nach einer ehrlichen Antwort zu suchen. Dabei ist gerade diese Auseinandersetzung sehr hilfreich, um einen Schritt vorwärts zu kommen und damit das Selbstvertrauen zu stärken.

Vielleicht haben Sie mit einem oder mehreren dieser drei Schritte Mühe, dann empfehle ich Ihnen, sich professionelle Hilfe zu holen, denn der Osteopath kann nur auf der körperlichen Ebene eingreifen und helfen. Unterstützung in solchen Situationen leisten zum Beispiel Mental Coach, Stressmanager, Psychologe oder Psychiater.

10.3 Emotionen

Bisher haben wir in diesem Kapitel nur von Psyche und Stress gesprochen, im Titel steht jedoch ein weiteres Wort: Emotionen, und die spielen eine wichtige Rolle, wenn es um Gesundheit geht. Nach dem Psychologen Paul Ekmann gibt es sieben Grundemotionen, die auf der ganzen Welt mehr oder weniger verstanden werden, weil ihr mimischer Ausdruck überall gleich ist: Angst, Wut, Ekel, Freude, Trauer, Verachtung und Überraschung. Sie scheinen angeboren zu sein. Alle weiteren Emotionen können einer dieser sieben Grundemotionen zugeordnet werden.

Emotionen lösen im Körper vielfältige Prozesse aus und können sich äusserst positiv, aber auch ebenso negativ auf unsere Gesundheit auswirken. Die berühmten Schmetterlinge im Bauch sorgen beispielsweise dafür, dass sich Schmerzen oftmals in Luft auflösen oder zumindest stark vermindern. Das hat nichts mit Zauberei zu tun, sondern mit der Ausschüttung bestimmter Botenstoffe (Hormone, Neurotransmitter) wie Dopamin, Serotonin oder Noradrenalin. Wer einen ganzen Schwarm Schmetterlinge im Bauch spazieren führt, ist dermassen mit positiven Botenstoffen überschwemmt, dass es für den Moment überhaupt keine Rolle spielt, ob er sich gesund ernährt. Er oder sie kann fast nicht krank werden. Das zeigt, wie unglaublich wichtig die Emotionen oder besser, die richtigen Emotionen für unsere Gesundheit sind.

Wer sich hingegen von einem Ärger zum nächsten hangelt und dauernd mit jemandem oder etwas im Clinch liegt, kann sich noch so gesund ernähren, die Wahrscheinlichkeit zu erkranken, ist bei diesem Menschen hoch. Seine Emotionen führen zur Ausschüttung von Stresshormonen wie Cortisol und Adrenalin. Diese sind wichtig, wenn man in Lebensgefahr ist und im nächsten Moment die Flucht ergreifen muss, weil sie dafür sorgen, dass sofort maximale Energie zur Verfügung steht. Sobald die Gefahr vorüber ist, sinkt der Hormonspiegel wieder auf ein normales Niveau. Wer sich aber pausenlos ärgert und damit unter Dauerstress steht, dessen Cortisol- und Adrenalinspiegel bleibt dauerhaft hoch, mit garantiert negativen Folgen, auch wenn man sich supergesund ernährt.

Was vielen Menschen nicht oder zu wenig bewusst ist, ist die Tatsache, dass Angst im Körper sehr ähnliche Reaktionen auslöst wie Stress. Wer also in dauernder Angst vor irgendetwas lebt, stresst seinen Körper endlos, und die negativen Auswirkungen werden sich über kurz oder lang zeigen. Dies haben wir nun in der Covid-Zeit sehr gut gesehen und werden die Auswirkungen noch lange sehen.

Kommen wir nun zu den neurologischen Ketten, die den Hauptteil über Ketten abschliessen.

11 Neurologische Ketten

Für das Verständnis der neurologischen Ketten wenden wir uns zuerst unserem komplexen Nervensystem zu. Es ist erst in den letzten Jahren mehr und mehr erforscht worden und die Zusammenhänge zwischen bestimmten Hirnarealen, ihren Bahnen und den daraus resultierenden Funktionen haben sich Stück für Stück offenbart. Vieles ist jedoch noch nicht genau geklärt, insbesondere das vegetative Nervensystem hat noch längst nicht alle Geheimnisse preisgegeben

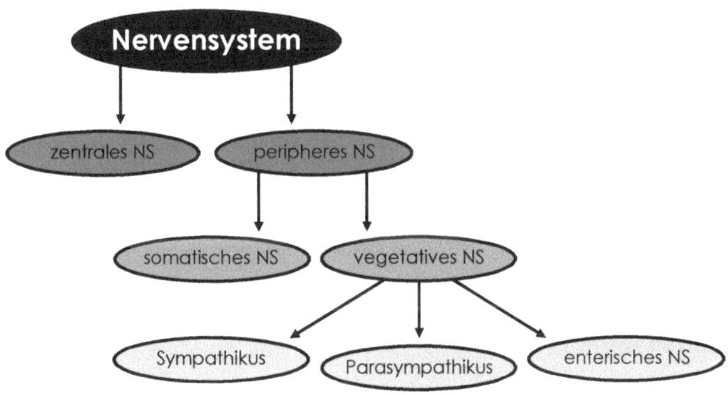

Abb. 44: Das Nervensystem

Die Grafik erklärt schematisch unser Nervensystem. Das zentrale Nervensystem, bestehend aus Gehirn und Rückenmark, ist für das Denken, die Wahrnehmung, das Lernen wie auch gewisse Steuerungsmechanismen verantwortlich. Das periphere Nervensystem ist aufgeteilt in einen somatischen (willkürlichen) und einen vegetativen (unwillkürlichen) Teil. Das somatische Nervensystem steuert alles Bewusste wie Arme und Beine, das vegetative hingegen übernimmt zum Beispiel die Steuerung von Atmung, Herzschlag oder Verdauung.

Das vegetative Nervensystem ist seinerseits nochmals unterteilt in Sympathikus, Parasympathikus und das enterische Nervensystem. Letzteres reguliert und kontrolliert mit einem eigenen Nervensystem, bestehend aus Billionen von Zellen (mehr als das zentrale Nervensystem), die inneren Organe und interagiert mit dem vegetativen Nervensystem. Es wird deshalb auch als «zweites Gehirn» bezeichnet. Vermutungen gehen dahin, dass das enterische Nervensystem Ursache für viele Krankheiten wie Multiple Sklerose oder Parkinson sein könnte.

Wenden wir uns zum Abschluss dieser Einleitung noch dem Sympathikus und seinem Antagonisten (Gegenspieler) Parasympathikus zu.

Sympathikus

Der Sympathikus ist der Kampf-und-Flucht-Nerv. Durch seine Aktivität wird der Körper leistungsbereit gemacht und auf Angriff oder Flucht vorbereitet. Sobald wir uns bewegen, wird er aktiv und bereitet uns auf Stressreaktionen vor.

So steigert er beispielsweise die Herztätigkeit und den Blutdruck. Mittels Enger- und Weiterstellung der Gefässe beeinflusst er die Durchblutung der Herz- und Skelettmuskulatur. Bei Kampf und Flucht sind unsere Muskeln hochaktiv, das bedeutet, ihr Sauerstoffbedarf steigt, deshalb sorgt der Sympathikus auch dafür, dass sich die Bronchien der Lunge erweitern. Die Organe werden hingegen weniger durchblutet, da wir die Energie für alles andere brauchen. So wird zum Beispiel die Verdauung durch die sympathische Aktivität gehemmt. Insgesamt versetzt der Sympathikus den Körper in einen Zustand von Fluchtbereitschaft, körperlicher Aktivität und erhöhter Aufmerksamkeit.

Parasympathikus

Der Parasympathikus ist der Gegenspieler des Sympathikus. Er beeinflusst Herz, Blutgefässe, Bronchien, Harnblase, Geschlechtsorgane und anderes mehr. Im Gegensatz zum Sympathikus ist der Parasympathikus vor allem in der Erholung wirksam. Die Homöostase, also das Gleichgewicht im Organismus, unterliegt ihm. Damit alle Organfunktionen störungsfrei ablaufen, muss zwischen Parasympathikus und Sympathikus ein Gleichgewicht bestehen.

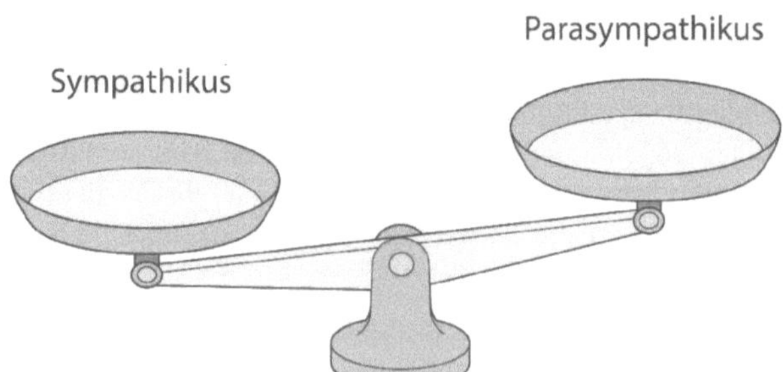

Abb. 45: Neurovegetative Waage

Einfach zusammengefasst kann man sagen, dass der Sympathikus vor allem Funktionen steuert, die nach aussen gerichtet sind, währenddessen der Parasympathikus die inneren Körperfunktionen wie zum Beispiel die Verdauung übernimmt.

Am wichtigsten in diesem Kapitel ist jedoch der Satz über das Gleichgewicht: Wenn dieses zwischen Sympathikus und Parasympathikus aus der Balance gerät, wirkt sich das über kurz oder lang auf Psyche und / oder Körper aus.

Auch wenn wir uns dem Thema Stress schon im Kapitel 10.1 gewidmet haben, schauen wir hier nochmals darauf, weil es im Zusammenhang mit neurologischen Ketten ebenfalls sehr wichtig ist. Stress bedeutet, dass der Sympathikus Überstunden macht und unser Körper dauerhaft auf Angriff oder Flucht eingestellt ist. Eine tiefe Entspannung und damit Erholung lässt sich in einem solchen Zustand kaum erreichen. Dazu kommt, dass in der heutigen Zeit Stress häufig mit kurzen Mittagszeiten und zu wenig Zeit zum Essen verbunden ist. Diese Art zu essen führt dazu, dass weniger Magen- oder Gallensaft produziert wird, was dazu führt, dass die Nahrung weniger gut aufgespalten wird und die Verdauung schlechter funktioniert. Wie bereits angesprochen, führt eine erhöhte Sympathikus-Aktivität auch dazu, dass Funktionen von Magen und Darm heruntergefahren werden. Aus all diesen Faktoren resultieren unter anderem Blähungen und eine Belastung der Darmschleimhaut.

Weiter werden vom Sympathikus die Sphinkter-Muskeln geschlossen. Diese befinden sich beim Magenausgang – Galleneingang, im Zwölffingerdarm (Sphincter Oddi) und beim Übergang Dünndarm – Dickdarm. Sobald diese schliessen, wird die Verdauung verlangsamt. Da wir im Stress im Dauerwegrenn-Modus sind, öffnen sie sich fast nie, auch nicht in der Nacht, während der der Parasympathikus am aktivsten sein sollte. Das heisst, die Verdauung wird noch schlechter! Stauungen können die Folge sein! (Siehe Kapitel 6.13 Kongestion-Kette).

11.1 Beispiele für neurologische Ketten

Prinzipiell unterscheiden wir zwischen zentralen und peripheren neurologischen Ketten. Die zentralen zeigen sich als Pathologien im Zentralnervensystem (Multiple Sklerose, Parkinson usw.). Diese Ketten sind mittlerweile bekannt und einigermassen gut zu diagnostizieren. Etwas weniger bekannt sind die peripheren.

Durch eine Bandscheibe (radikuläres Problem), Wirbelblockade (pseudoradikuläres Problem) oder ein peripheres Entrapment kann ein Nerv abgeklemmt werden. Solange er oder die Bandscheibe strukturell noch nicht ganz defekt sind, kann der Osteopath (oder ein Chirurg) helfen, indem er die Blockade oder das Entrapment löst und damit die Abklemmung des Nervs beendet. Wie schon an anderer Stelle beschrieben, muss man auch in diesen Fällen zwischen strukturellen und funktionellen Problemen unterschieden.

Haben wir es mit einem radikulären Problem zu tun, dann wird durch die Bandscheibe und ihren Prolaps (Vorfall) respektive Hernia (Durchbruch) auf den Nerv gedrückt, was zu Ausstrahlungen führen kann. Das heisst, die Patientin leidet zum Beispiel unter Rückenschmerzen (Lumbalgie) und womöglich zusätzlich einer Ausstrahlung entlang des Ischias-Nervs (Ischialgie). Die neurologische Kette ist dann die Folge davon, und sie äussert sich in Kraftverlust, Parästhesien (Sensibilitätsstörungen), Atrophie (Gewebeschwund), Sphinkter-Störungen (Schliessmuskel-Störungen) und anderem mehr.

Eine der bekanntesten (funktionellen) neurologischen Ketten ist der Schiefhals oder gekrümmte Hals (Torticollis), und damit ist nicht der angeborene, sondern der erworbene gemeint. An einem Beispiel sehen wir, wie es dazu kommen kann: Sie erleiden bei einem Autounfall ein Schleudertrauma, in dessen Folge C2 (zweiter Halswirbel) in der Rotation blockiert. Daraus ergibt sich eine Irritation des Nervus accessorius (11. Hirnnerv), der den Musculus trapezius (Trapezmuskel) und den Musculus levator scapulae (Schulterblattheber) innerviert. Das führt dazu, dass diese beiden Muskeln «fehlerhafte Anweisungen» erhalten und sich verkrampfen (Hypertonie), was schliesslich zum Schiefhals führt.

Aber was bedeutet eigentlich «Irritation eines Nervs»? Man kann sich das vorstellen, wie wenn drei Gartenschläuche jeder kontinuierlich einen Topf bewässert, aber bei einem der Schläuche immer wieder jemand drauftritt. Die Pflanzen in jenem Topf erhalten weniger Wasser als jene in den anderen beiden. Das Problem dieser Pflanzen liegt also nicht beim Topf, der Erde oder der Sonneneinstrahlung, sondern bei der Zuleitung. Ähnlich ist es beim Menschen, wenn irgendwo ein Nerv irritiert wird, dann zeigt sich das in den Muskeln oder im Organ, die von diesem innerviert werden.

Beim gleichen Schleudertrauma wie oben beschrieben können anstatt C2 auch C3, 4 und 5 blockieren. Das führt zu einem Entrapment des Nervus phrenicus (Phrenicus-Nerv), der das Zwerchfell (Diaphragma) innerviert. Daraus können ganz andere Dysfunktionen folgen als im Schiefhals-Beispiel. Eine Möglichkeit ist, dass man nicht mehr richtig atmen kann oder schnell ausser Atem kommt, weil das Zwerchfell nicht richtig arbeitet.

Gerade auch die neurologischen Ketten eignen sich ausgezeichnet, um aufzuzeigen, wie Dinge, die für den Laien unabhängig voneinander sind, in Wahrheit sehr wohl miteinander zu tun haben und einander beeinflussen können.

Mit diesem Kapitel haben wir die UFK abgeschlossen und wenden uns zwei Themen zu, die in der osteopathischen Praxis relativ häufig anzutreffen sind. Das sind einerseits der Leistungssport und andererseits Babys und Kleinkinder.

12 Leistungssport

Dem positiven Trend zu mehr Sport steht leider auch eine zunehmende Zahl an Sportverletzungen und Überlastungsschäden gegenüber. Die direkten Sportverletzungen im Sinne von Weichteilverletzungen, Frakturen usw. sind häufig beschrieben und stellen den Betroffenen, die behandelnden Ärzte und den Therapeuten im Hinblick auf ursächlichen Zusammenhang, Diagnose und therapeutisches Vorgehen vor keine grossen Schwierigkeiten.

Anders verhält es sich mit eher schleichend verlaufenden Überlastungsschäden, die in ihrem ursächlichen Zusammenhang meist sportartspezifisch sind. Neben degenerativen Fehlbildungen sind vor allem Sportverletzungen wesentliche Initiatoren eines beschleunigten Gelenkverschleisses.

Sportartspezifische Belastungsmuster

Jede Sportart führt zu speziellen Belastungsmustern, an die sich der Körper durch intensives, sportartspezifisches Training über Jahre hinweg anpasst, oder durch die er gezwungen wird, zu kompensieren. Das sind häufig asymmetrische Eigenheiten, die in der Behandlung berücksichtigt werden sollten. Am Beispiel des Profi-Velorennfahrers lässt sich das einfach aufzeigen. Die Elastizität in seinen Beinmuskeln ist perfekt abgestimmt auf seine Sportart, was jedoch bedeutet, dass er mit höchster Wahrscheinlichkeit keinen Spagat hinbekommen würde. Das muss so sein, damit er eine gute Kraftentwicklung auf die Pedale bringt. Würde man diesen (gewollten) Elastizitätsverlust eliminieren, dann würde mit Sicherheit die Leistung abnehmen.

Körperliche Anpassungen einer äusserst beweglichen Tänzerin oder im Aufschlagarm eines Tennisspielers würden beim «normalen» Patienten wahrscheinlich als pathologisch befundet werden, sind es aber im spezifischen Fall nicht, sondern gewünscht. Diese Anpassungen zeigen sich in der Elastizitäts- und Plastizitätsqualität sowie der Mobilität und dürfen nicht zu Fehlbefunden führen.

Diese Beispiele zeigen, dass osteopathische Behandlungsziele immer an die individuelle Situation angepasst werden müssen. Dabei spielen Faktoren wie Alter, Geschlecht, psychischer Zustand, vergangene Verletzungen, sportartspezifische körperliche Anforderungen respektive Anpassungen und allfällige Auswirkungen auf das Training eine Rolle.

Trotzdem muss man sich bewusst sein, dass Leistungssport meist mit einem Zuviel an Bewegung verbunden ist, was zu Abnützungserscheinungen oder strukturellen Veränderungen (zum Beispiel Arthrose, Osteoporose oder Diskushernie) führen kann. Auch im Breitensport gilt, wer zweimal wöchentlich für 45 Minuten joggt, tut seinem Körper etwas Gutes, geht man hingegen täglich für eine bis zwei Stunden, dann ist das in den meisten Fällen zu viel und der Körper kann sich nicht mehr regenerieren. In der Folge treten Verschleisserscheinungen und / oder Erkrankungen auf.

Ähnlich verhält es sich mit dem Stoffwechsel: Bei Sport in normaler Intensität wird Säure auf- und auch wieder abgebaut. Ist die Intensität jedoch zu hoch, dann übersäuert man, was zu Störungen führen und sogar das Immunsystem angreifen kann. Im Lichte dieser Fakten ist Churchills Ausspruch «Sport ist Mord» sicher nicht aus der Luft gegriffen, wobei ich ihn gerne etwas anpassen und sagen würde: «Leistungssport ist Mord».

Profisport und Osteopathie

Immer wieder steht die Frage im Raum, weshalb professionelle Sportathleten zum Osteopathen müssen. Sie sind doch körperbewusst und achten auf jedes Detail. Falls man die UFK verstanden hat, sollte bis hierher klar geworden sein, warum gerade diese Gruppe sich von Osteopathen behandeln lassen will. Athletinnen und Athleten können ihre Leistung nur abrufen, wenn Biomechanik und Stoffwechsel optimal funktionieren.

Stellt man sich vor, dass bei einer 100-Meter-Sprinterin ein einziger Wirbel in der biomechanischen Kette blockiert ist, wird sie nie die gewünschte Leistung erbringen können, weil sich Ketten aufbauen. Vorerst womöglich kaum spürbar, mit der Zeit aber so eindeutig, dass sie für den erfahrenen Osteopathen auf Anhieb erkennbar sind.

Oft kommen Sportlerinnen und Sportler in die osteopathische Praxis, wenn sie sich mit hartnäckigen Problemen herumplagen, bei denen die Ursache bisher nicht herausgefunden worden ist. Wenig verwunderlich liegt meist eine Kette vor. Oft eine biomechanische oder fasziale, aber viel öfters als man denkt auch eine metabole. Es geht also um den Stoffwechsel, und bei einer solchen Diagnose ist eine Zusammenarbeit des Osteopathen mit anderen Fachrichtungen angezeigt.

Noch immer gibt es meines Erachtens zu wenige Osteopathen im Leistungssport. Für längerfristige Gesundheit und sportlichen Erfolg wäre dies essenziell. Der Sportarzt ist versiert in der Diagnostik der Beschwerdestruktur, die Sportphysiotherapeutin ebenso in deren Behandlung, aber leider sind beide nicht darin ausgebildet, eine Kette zu erkennen und zu behandeln. Erst im Zusammenspiel aller relevanten Disziplinen wird eine erstklassige Betreuung und Behandlung gewährleistet.

Oft steht die Frage im Raum, wie häufig man zum Osteopathen gehen soll. Das ist individuell völlig unterschiedlich. Einige Sportlerinnen und Sportler kommen regelmässig während des Trainingsaufbaus und dann wieder in der Wettkampfphase. Sie legen grössten Wert darauf, in der wichtigen Aufbauphase möglichst keine Probleme entstehen zu lassen. Andere kommen nur, wenn sie sich nicht gut, leistungsfähig oder wohl fühlen.

Osteopathie kann keine Wunder vollbringen, aber über die Jahre hinweg haben sich einige klare Vorteile herauskristallisiert:

- Steigerung der Leistungsfähigkeit

- Verletzungsprophylaxe mit dem Erkennen und Abbauen der UFK
- Unterstützung und Verkürzung der Regeneration
- Behandlung von Sportverletzungen und Überbelastungsbeschwerden

Zum Schluss dieses Kapitels erlaube ich mir noch etwas Werbung in eigener Sache:

Seit vielen Jahren betreue ich professionelle Athletinnen und Athleten und habe zusammen mit Experten aus anderen Fachrichtungen ein völlig neues Konzept entwickelt. Bei *functiomed* unterstützen wir Spitzen- und Leistungssportler medizinisch und beratend in ihrer Wettkampfvorbereitung, der Regenerationsphase sowie beim Wiedereinstieg ins Training nach Verletzungen oder Krankheiten. Wir legen dabei grössten Wert auf eine ganzheitliche Betreuung, um alle Hindernisse auf dem Weg zum Erfolg so schnell und nachhaltig wie möglich aus dem Weg zu räumen.

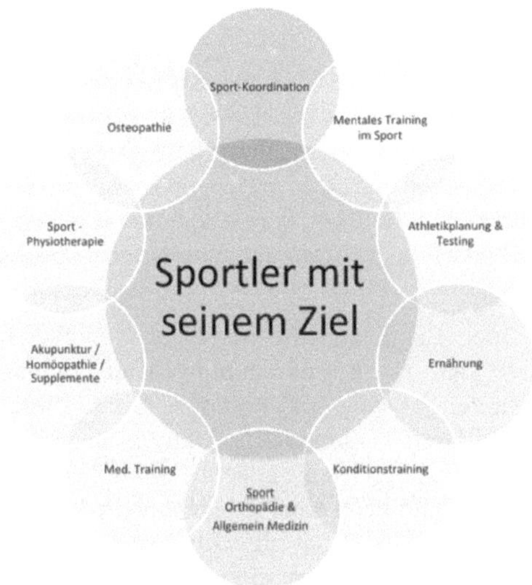

Abb. 46: Sportler mit seinem Ziel und die Interaktion verschiedener Fachrichtungen

Je nach Bedürfnis arbeiten mehrere Fachrichtungen eng zusammen, um Athletinnen und Athleten möglichst schnell und nachhaltig ans angestrebte Ziel zu bringen.

Die Betreuung ist modular aufgebaut und kann je nach Bedarf bezogen werden, wobei jederzeit sichergestellt ist, dass unter den beteiligten Experten eine Koordination und Absprache im Sinne des Behandlungsziels stattfindet.

Nach den ganz «Grossen» wenden wir uns im folgenden Kapitel den Kleinsten zu, den Babys und Kleinkindern. Auch hier kann die Osteopathie bei vielen Schwierigkeiten helfen.

13 Babys und Kleinkinder

Kinder sind keine kleinen Erwachsenen. Sie haben während des Wachstums eine ganz eigene Statik, Biomechanik und einen sich von uns Erwachsenen deutlich unterscheidenden Stoffwechsel. Kinder entwickeln sich auf ganz unterschiedlichen Ebenen. Sie wachsen, lernen Laufen, Sprechen usw. Dank dieser komplexen Prozesse entwickeln sich Kinder zu eigenen und selbstständigen Persönlichkeiten. Aus diesen Gründen soll zumindest ein kleiner Teil dieses Buch den Kindern gewidmet sein.

Probleme beim Baby oder Kleinkind können ihre Ursache bereits in der Schwangerschaft haben. So können zum Beispiel eine Schieflage in der Schwangerschaft, körperliche Spannungen, die durch die Benutzung von Saugglocke oder Geburtszange bei der Geburt oder durch einen Kaiserschnitt entstanden sind, einer optimalen Entwicklung des Kindes im Weg stehen. Daraus kann eine Schiefhaltung entstehen, was ihrerseits zu einer biomechanischen, faszialen oder neurologischen Kette führen kann.

Eine Studie von Dr. Frymann aus den USA hat beispielsweise bestätigt, dass 80 % der Säuglinge keine optimale Beweglichkeit des Schädelknochens haben. Die Babys versuchen durch Schreien und / oder stärkeres Saugen die Bewegungseinschränkung zu lösen, was jedoch nicht jedem Säugling gelingt. In solchen Fällen bedarf es der Unterstützung eines spezialisierten Kinderosteopathen.

Ein weiteres Beispiel: Ein Kind wird mit einer Geburtszange zur Welt gebracht und dadurch kann es zu Einklemmungen im Foramen jugulare (einer kleinen Öffnung an der Schädelbasis) kommen. Durch dieses Foramen gehen verschiedene Strukturen hindurch. Unter anderem der Nervus glossopharnygeus, der unter vielen anderen Funktionen auch für das Schlucken zuständig ist. Es kann nach einer Zangengeburt also sein, dass ein Kind nicht gut schlucken kann oder sogar einen kleinen Reflux entwickelt, da es zu viel auf einmal schluckt. Hier liegt eine neurologische Kette vor, die auf Grund einer Einklemmung des Nervs entstanden ist.

In späteren Jahren kommen vor allem Fehlbelastungen, Stürze oder gestörte Bewegungsabläufe hinzu, die ebenfalls Einfluss auf Wachstums- und Entwicklungsprozesse haben und Ketten auslösen können. Bei diesen Ketten besteht der einzige Unterschied zu den Erwachsenen darin, dass die Schmerzwahrnehmung erst im jugendlichen Alter entwickelt wird und deshalb zur Diagnose auf andere Symptome abgestützt werden muss.

Dazu ein Beispiel aus der Praxis:

Ein dreijähriges Kind wird zu mir in die Praxis gebracht, weil es nicht mehr gut ein- und durchschlafen kann. Die Untersuchung zeigt einige biomechanische und fasziale Ketten. Durch Rückfragen erfahre ich, dass das Kind vor drei Monaten rückwärts von der Schaukel auf den Kopf gefallen ist. Weil nichts Schlimmes passiert ist, wird das Kind nicht zu einer weiteren Untersuchung gebracht. Durch den Sturz können einige Wirbel in einer Extension blockiert worden sein und die Faszien am Hals durch den Schock etwas an Elastizität verloren haben. Über eine gewisse Zeit kann dies zu den genannten Ketten und Symptomen führen. In diesem frühen Alter führen solche Ketten jedoch selten zu Stress und Schmerzen, die das Kind bemerkt und benennen kann. Aber die Ketten können für den Körper so störend sein, dass er am Abend, wenn er sich erholen sollte, keine Ruhe findet, weil die Propriozeptoren andauernd eine Fehlspannung melden und die Faszien sich nicht mehr von alleine entspannen können.

Die häufigsten Indikationen für Osteopathie bei Säuglingen sind die folgenden:

- Schrei-Babys
- Schädelasymmetrie
- Torticollis (Schiefhals), bevorzugte Positionen
- Asymmetrische motorische Entwicklung
- Einschränkungen der Bewegungsfreiheit
- Stillprobleme wie häufiges Verschlucken, Spucken, Sodbrennen
- Verdauungsprobleme wie Blähungen, Durchfall, Verstopfung, Koliken

Bei Kindern sind diese Indikationen häufig:

- Koordinationsprobleme
- Wachstumsschmerzen, Skoliose
- Sprach- und Konzentrationsstörungen
- Atemprobleme, Asthma
- Wiederkehrende Mittelohrentzündungen
- Abwehrschwäche
- Schlafstörungen
- ADHS

Die oben aufgeführten Indikationen sollten nicht dazu verleiten, jede Schlafstörung und jeden Durchfall sofort auf vorliegende Ketten zurückzuführen. Für die Eltern stellt sich aber die gleiche Frage wie für die Sportler: Wann soll ich mein Kind osteopathisch untersuchen lassen? Eine allgemeingültige Antwort darauf gibt es nicht. Wer jedoch die vielfältigen Zusammenhänge verstanden hat, sollte sich überlegen, ob es zum Beispiel bei einem Kind im Wachstum nicht angezeigt wäre, es hin und wieder zur Kontrolle zu bringen. Ich bin sicher, damit könnten viele Probleme gelöst werden, bevor sie überhaupt auftreten. Prävention eben.

Wie beim Kinderarzt können Osteopathen die Biomechanik überprüfen und versuchen, Ketten aufzufangen. Leider gibt es aus ethisch-moralischen Gründen noch viel zu wenige Studien mit Kindern und Babys, und sehr schnell kommt das Argument von Erwachsenen: «Wir hatten auch keine Osteopathen, und uns geht es gut. Wieso sollte ich also mein Kind bringen?»

Einige Jahre später tauchen dann vielleicht genau diese Eltern mit einer Arthrose oder einer Skoliose beim Osteopathen auf. Wären die auch aufgetreten, wenn die Eltern sich frühzeitig osteopathisch hätten behandeln lassen? Wir wissen es nicht. Aber wir wissen, dass eine osteopathische Behandlung keine Nebenwirkungen hat und nicht schaden kann. Man kann nur gewinnen. Und die überwältigenden Erfolge mit Patientinnen und Patienten allen Alters sind Bestätigung genug.

Zum Abschluss noch eine Geschichte: Immer wieder habe ich erwachsene Patienten in meiner Praxis, bei denen ich mit Sicherheit sagen kann, dass sie als Babys eine Torticollis oder eine Hüftdysplasie gehabt haben. Wenn dann die Eltern dieser Patienten meine Aussage bestätigen, reagieren sie sehr überrascht und glauben, ich hätte hellseherische Kräfte oder etwas Ähnliches, dabei ist es alleine das Wissen um und die Erfahrung mit den UFK, und wie sich diese im Alter zeigen. Was wäre wohl geschehen, wären diese Patienten noch im Kindesalter osteopathisch behandelt worden? Im Einzelfall wissen wir es nicht, aber im Allgemeinen wage ich die Behauptung, dass wir sehr viel weniger gesundheitliche Probleme insbesondere bei reiferen Menschen hätten. Die Patienten in der Praxis interessiert in solchen Momenten jedoch eine andere Frage viel stärker: «Bekommen Sie diese Ketten wieder aus meinem Körper?» Möglich ist es, aber sehr schwierig, und je älter ein Mensch ist, desto aufwändiger wird es in der Regel. Meist gelingt es auch nur in der Interaktion mit anderen Fachrichtungen.

Abschliessend möchte ich darauf hinweisen, dass wir Osteopathinnen und Osteopathen in den Augen unserer Patienten manchmal geradezu spektakuläre Heilungserfolge erzielen, das beste Gegenmittel gegen alle Arten von Problemen sind aber immer noch regelmässige Einzahlungen in die vierte Säule (Kapitel 3.1).

14 Was ist Osteopathie?

Wer sich in der Tiefe mit dem Thema Osteopathie auseinandersetzen will, findet genug erstklassige Literatur. Deshalb verzichte ich an dieser Stelle auf detaillierte Ausführungen. Gleichwohl finde ich es wichtig, an dieser Stelle ein paar grundlegende Informationen zur Osteopathie zu platzieren.

«Osteo» steht für Knochen und «pathie» für Krankheit oder Leidenschaft. Diese Übersetzung lässt vermuten, dass es sich bei der Osteopathie um die Behandlung von Knochenkrankheiten handelt. Doch «Osteopathie» ist mehr ein philosophischer Begriff und steht im Endeffekt für eine systemische manuelle Medizin, welche dic Ursache der Krankheit (die Knochen) oder aber die Leidenschaft für den menschlichen Knochenbau beschreibt.

In der Osteopathie wird nicht nur die Krankheit behandelt, sondern es werden die natürlichen Heilungsprozesse des Körpers gefördert. Der Begründer Andrew Taylor Still formulierte dieses Prinzip folgendermassen: «Ich glaube, dass die menschliche Maschine die Apotheke Gottes ist und die Heilungen der Natur darin zu finden sind.» Er bezieht sich damit auf die obengenannte Selbstheilungskraft des menschlichen Körpers und die Aufgabe des Osteopathen, diese selbstregulatorischen Fähigkeiten zu aktivieren.

14.1 Osteopathie ist Medizin

Heute stellt die Osteopathie eine Erstanlaufstelle im Gesundheitswesen dar. Eine osteopathische Behandlung ist eine eigenständige und ganzheitliche Form einer medizinischen Behandlung. Sie setzt sich aus einer umfassenden Anamnese, einer medizinisch- und osteopathisch-klinischen Untersuchung wie auch Diagnosestellung und der anschliessenden manuellen Behandlung zusammen.

Der Grundgedanke in der Osteopathie ist, die Ursache der Beschwerden zu ergründen und diese an den Wurzeln anzugehen. Der Mensch wird dabei als Gesamtheit gesehen. Dies bedeutet auch, dass, anders als aus dem Namen «Osteopathie» zu vermuten ist, der ganze Körper mit all seinen Systemen behandelt wird, also das muskuloskelettale, viszerale und kraniale System. Dies geschieht jeweils auf verschiedenen Ebenen: parietal, neurologisch, vaskulär, kapsuloligamentär, artikulär und faszial. All dies um die normale Funktionalität des Körpers wieder in Bewegung zu bringen. Ganz nach dem Zitat des Gründers Andrew Taylor Still, «Leben ist Bewegung.»

Als Geburtsstunde der Osteopathie gilt das Jahr 1874 in Kirksville, USA. Gründer war der Arzt Andrew Taylor Still. Er hatte seine Wurzeln in der Schulmedizin und war insbesondere fasziniert von der Anatomie des menschlichen Körpers, über den er sein Wissen auch nach Studienabschluss selbständig weiter vertiefte. Er erweiterte seinen Anwendungsbereich schnell um «bonesetter»- und physiotherapeutische Techniken. Mit «Bonesetter» bezeichnete man früher jene Menschen, die mit (mehr oder weniger) gekonnten Handgriffen Knochen richten respektive Gelenke wieder funktionsfähig machen konnten. So renkten sie zum Beispiel ausgekugelte Schultern wieder ein.

1892 gründete Still die erste Osteopathieschule der Welt und entwickelte seine Methode laufend weiter. Dabei blieb er nicht alleine, denn im Laufe des 20. Jahrhunderts beteiligten sich auch seine Schüler an der Entwicklung und Verfeinerung der Osteopathie. John Martin Littlejohn, einer seiner Schüler, brachte die Osteopathie 1917 nach Europa und vertiefte im bisherigen Konzept den Aspekt der Physiologie stark. Andere Schüler erweiterten die Osteopathie um den kraniosakralen Aspekt (W. G. Sutherland) oder begründeten den Beginn der heutigen Chiropraktik (D. D. Palmer).

14.2 Osteopathie geht an die Ursache

Osteopathie ist eine manuelle Medizin, und in meinen Augen die einzige westliche Medizin, die immer versucht, die Ursache eines Problems zu finden und zu behandeln. Das ist für mich der ausschlaggebende Grund gewesen, dieses Studium in den 1990er Jahren in Angriff zu nehmen. Ich habe im Ausland studieren müssen, weil es in der Schweiz noch keinen entsprechenden Studiengang gegeben hat.

Heute ist mir bewusst, dass es nicht immer möglich ist, eine Ursache manuell zu beseitigen. Dennoch bleibt die Kernaussage bestehen, dass Osteopathie eine Medizin ist, die nicht nur das Symptom behandelt, sondern an der Wurzel des Problems ansetzt. Auf diese Weise kann man sicherstellen, dass der Patient nicht nach kurzer Zeit wieder kommen muss, sondern sein Körper in der Lage ist, gut zu kompensieren.

In der Wissenschaft wird immer deutlicher bestätigt, was Still vor über 150 Jahren schon gewusst, aber nie wissenschaftlich hat nachweisen können. Seine philosophischen Erklärungsmodelle müssen zwar zum Teil überarbeitet werden, aber niemals die Techniken, die er schon vor so vielen Jahren bei seinen Patienten anwendete.

15 Über den Autor und *functiomed*

Eigene negative Erfahrungen mit dem damaligen Gesundheitswesen weckten schon im Kindesalter bei Martin Spring den Wunsch, sich beruflich später in Richtung Gesundheit zu orientieren. Über Jahre hinweg blieb es beim Wunsch, aber der Samen war gesetzt.

Sein Vater, ein begeisterter Kampfsportler führte ihn als kleinen Jungen ins Judo ein, und Martin Spring ist dem Kampfsport bis heute treu geblieben. Die Liebe zum Judo brachte ihn dazu, mit 18 Jahren nach Japan zu reisen und sich dort während mehrerer Jahre dem Kampfsport sowie deren Weisheiten und Philosophien zu widmen. In der Folge bereiste er als junger Mann verschiedene Länder und gab Seminare im Kampfsportbereich.

In Paris lernte er einen Osteopathen kennen und schätzen, der ihn dazu motivierte, ein Osteopathie-Studium zu absolvieren. Osteopathie war damals in der Schweiz erst wenig bekannt, und eine Ausbildung respektive ein Studium gab es schon gar nicht, deshalb absolvierte Martin Spring sein Studium im Ausland.

2005 gründete er zusammen mit einem Partner die *functiomed*, ein Zentrum für funktionelle (und integrative) Medizin in der Schweiz, spezialisiert auf die Behandlung des Bewegungsapparates. Heute beschäftigt *functiomed* über 50 Mitarbeiterinnen und Mitarbeiter und ist das grösste Zentrum seiner Art in der Schweiz.

Von Beginn an zielten die beiden Gründungspartner darauf ab, die Osteopathie mit anderen Fachrichtungen zu verbinden, um den Patientinnen und Patienten die bestmögliche Lösung anbieten zu können. Bei *functiomed* stellten Sie deshalb Spezialisten anderer Fachrichtungen ein (zum Beispiel Chirurgie, Orthopädie, Physiotherapie, medizinische Trainingstherapie, medizinische Massage, Ernährungsberatung, Akupunktur, Homöopathie oder Mentaltherapie) und schafften es, diese mit ihren jeweiligen Stärken zu einem bestens funktionierenden Kompetenzzentrum zu formen. Mit diesem Konzept war *functiomed* ein Vorreiter in der Schweiz, und zwar derart erfolgreich, dass heute medizinische Institutionen und Spitäler sogar aus Übersee bei ähnlich gelagerten Vorhaben um Hilfe bitten.

Neben der Tätigkeit in seiner Praxis doziert Martin Spring als assoziierter Professor an einem Masterstudiengang in Osteopathie, bei dessen Aufbau er massgeblich mitgewirkt hat. Ein wichtiger Teil des gesamthaft 5-jährigen Studiums ist dabei die funktionelle Osteopathie mit ihren UFK und die Zusammenarbeit mit anderen Fachrichtungen.

Weitere Engagements

Martin Spring ist in der Zwischenzeit Alleininhaber und Geschäftsführer der *functiomed*, tritt als Keynote-Speaker bei internationalen Kongressen auf, ist Mitglied im Medical Team verschiedener Sportvereine sowie osteopathischer

Betreuer bei verschiedenen Welt- und Europameisterschaften, er betreut Athleten bei den Olympischen Spielen und ist Mitglied der Kantonalen Prüfungs-Gesundheitskommission.

Martin Spring ist verheiratet und Vater von zwei Söhnen (Zwillinge). Er widmet dieses Buch seiner Familie, denn ohne deren Unterstützung und Verständnis hätte er niemals so erfolgreich werden können, und dieses Buch wäre nie entstanden.

16 Glossar

Abdomen	Unter dem Abdomen versteht man in der Anatomie den Bauch, der sich aus Bauchwand, Bauchhöhle (Cavitas abdominalis) und Baucheingeweiden zusammensetzt. Das Abdomen bildet zusammen mit dem Thorax und dem Becken den Rumpf.
Abduktion	Unter Abduktion versteht man die seitliche Wegführung bzw. das Abspreizen eines Körperteils von der Körpermitte oder der Längsachse einer Extremität. Die Abduktion findet in der Frontalebene statt.
anabol	Anabol bedeutet «den Aufbau (von körpereigenen Substanzen oder Geweben) betreffend»
Arteria brachialis	Oberarmarterie
Arteria collateralis radialis	Die Arteria collateralis radialis ist ein Endast der Arteria profunda brachii.
Arteria profunda brachii	Die Arteria profunda brachii ist ein Nebenast der Arteria brachialis.
artikulär	Artikulär bedeutet «ein Gelenk betreffend» oder «zu einem Gelenk gehörend».
Atrophie	Mit dem Begriff Atrophie wird in der Pathologie ein wahrnehmbarer Gewebeschwund bezeichnet. Das entsprechende Verb lautet atrophieren.
Blackroll	Trainingsgerät für das Faszientraining
cervikal	siehe zervikal
cranial	siehe kranial
Dekompensation	Auf eine Kompensation kann es nochmals kompensieren, und das ist die Dekompensation.
Distorsion	Distorsion ist die Bezeichnung der Verletzung einer Faszie (Überbegriff für Zerrung, Verdrehung, Verklebung, Überdehnung, Vernarbung)
Dysfunktion	Unter einer Dysfunktion versteht man die fehlerhafte Funktion eines Organs bzw. eines physiologischen Ablaufs.
Elastizität	Als Elastizität wird die physikalische Eigenschaft eines Körpers bezeichnet, nach der Veränderung seiner Form oder Lage durch das Einwirken einer mechanischen Kraft wieder in seine Ausgangsposition oder -form zurückkehren zu können.

endokrines System	Das endokrine System ist eine Bezeichnung für alle Organe und Gewebe, die Hormone produzieren. Sie sind im ganzen Körper verteilt und können über grosse Distanzen Wirkung zeigen auf: o Wachstum o Entwicklung o Funktionen vieler Organe o Koordination von Stoffwechselvorgängen
Entrapment	Einengung, abdrücken von Gefässen
Epimysium	Das Epimysium ist eine Schicht aus lockerem Bindegewebe, die den gesamten Skelettmuskel umgibt und unterhalb der Faszie liegt.
Extensoren	Strecker
Extrazelluläre Matrix	Die Extrazelluläre Matrix besteht aus der Gesamtheit aller Makromoleküle im Interzellularraum. Vereinfacht gesprochen ist sie aus den Strukturbestandteilen eines Gewebes zusammengesetzt, die sich ausserhalb der Zellen befinden.
Faszie, faszial	Bindegewebe, das Bindegewebe betreffend
Fettsäuren, essenzielle	Unser Körper braucht zum Leben Fettsäuren, von denen er die meisten selbst herstellen kann. Essenzielle Fettsäuren kann der Körper nicht selber herstellen. Sie müssen deshalb über die Nahrung aufgenommen werden. Die wichtigsten Vertreter essenzieller Fettsäuren sind die Linolsäure (Omega-6-Fettsäure) und die Alpha-Linolsäure (Omega-3-Fettsäure). Essenzielle Fettsäuren sind am Aufbau der Zellmembranen beteiligt und steuern mit den aus ihnen entstehenden Produkten, wie z. B. den Prostaglandinen, viele lebenswichtige Prozesse im Organismus.
glykämischer Index	Qualitäts-Index der Kohlenhydrate/Zucker, der aussagt, wie schnell ein Lebensmittel den Zuckerspiegel hochfahren und wieder herunterfallen lässt.
Hernia	Durchbruch
Hiatus	Als Hiatus bezeichnet man in der medizinischen Anatomie eine Spalte, Ritze oder schmale Öffnung, durch die ein Gefäss oder eine andere Leitungsbahn tritt.
histologisch	die Gewebe betreffend
Homöostase	Der Begriff Homöostase beschreibt in der Physiologie die

	Aufrechterhaltung weitgehend konstanter Verhältnisse in einem offenen System. Homöostase erzeugt ein dynamisches Gleichgewicht und ist damit ein essenzielles Prinzip für die Lebenserhaltung und Funktion eines Organismus oder eines Organs.
Hüftdysplasie	Der Begriff Hüftdysplasie bezeichnet einen verzögerten oder gestörten Ausreifungszustand der Hüftgelenke eines Neugeborenen. Die ursprünglich knorpelig angelegten Hüftpfannen sind bei der Geburt noch nicht ausreichend verknöchert und damit zu flach und steil, um den Hüftkopf ausreichend stabil zu halten. Er kann dadurch bei Bewegungen des Beines luxieren.
hyperton	Hyperton bedeutet wörtlich «mit erhöhtem Druck». Der Begriff kommt in der Medizin in mehreren Bedeutungen vor.
Hypertonie	Als Hypertonie bezeichnet man in der Medizin die Erhöhung eines Drucks oder einer Gewebespannung über die physiologische Norm hinaus.
Hypertrophie	Als Hypertrophie bezeichnet man die Vergrösserung eines Gewebes oder Organs durch Zellvergrösserung bzw. Zunahme des Zellvolumens bei gleichbleibender Zellzahl.
Innervation	Als Innervation bezeichnet man die funktionelle Versorgung eines Organs, eines Körperteils oder eines Gewebes mit Nervengewebe, d.h. Nervenzellen und Nervenfasern. Die Innervation dient der Steuerung von Körpervorgängen durch Reizausübung (Erregung) und Reizwahrnehmung.
ischämisch	Ischämisch bedeutet «die Ischämie betreffend» und «mangelhaft bzw. nicht durchblutet»
Kapsuloligamentär	Kapseln und Bänder betreffend
Kapsulite	Entzündung der Gelenkkapsel
katabol	Katabol bedeutet «den Abbau (von Nahrungsmitteln oder körpereigenen Substanzen bzw. Stoffen) betreffend»
kaudal	nach unten hin
Kollagen	Kollagene sind Strukturproteine (ein Faserbündel bildendes «Eiweiss») hauptsächlich des Bindegewebes. Sie finden sich unter anderem in den weissen, unelastischen Fasern von Sehnen, Bändern, Knochen und Knorpeln. Auch Schichten der Haut (Unterhaut) bestehen aus Kollagenen.

	Im menschlichen Körper ist Kollagen mit über 30 % Anteil an der Gesamtmasse aller Proteine das am häufigsten vorkommende Eiweiss. Es ist ein wesentlicher organischer Bestandteil des Bindegewebes (Knochen, Zähne, Knorpel, Sehnen, Bänder) und der Haut.
kranial	Der Begriff kranial ist eine anatomische Richtungsbezeichnung und bedeutet «zum Kopf hin» oder «nach oben hin» orientiert.
Kyphose	Als Kyphose bezeichnet man eine nach dorsal konvex verlaufende Krümmung der Wirbelsäule in der Sagittalebene. Sie ist das Gegenteil der Lordose (siehe auch Lordose).
lateral	seitlich
Leberzirrhose	Schrumpfleber
Ligamente	Bänder
Liquor	Der Liquor ist eine im zentralen Nervensystem (Gehirn und Rückenmark) vorkommende Körperflüssigkeit, die von den Plexus choroidei gebildet wird. Sie zirkuliert in einem System aus kommunizierenden Hohlräumen, das man in seiner Gesamtheit als Liquorraum bezeichnet.
Lordose	Unter einer Lordose versteht man die nach ventral konvexe Krümmung der Wirbelsäule. Sie bildet das Gegenstück der dorsal konvexen Wirbelsäulenkrümmung, der Kyphose (siehe auch Kyphose)
lumbal	Lumbal bedeutet «zum Lendenbereich gehörig» bzw. «die Lende betreffend».
lymphatisch	Lymphatisch bedeutet «auf die Lymphe oder die lymphatischen Organe bezogen».
Lymphe	Als Lymphe wird die in den Lymphgefässen enthaltene wässrige hellgelbe Flüssigkeit bezeichnet, die das Zwischenglied zwischen der Gewebsflüssigkeit (Interzellularflüssigkeit) und dem Blutplasma bildet. Das Lymphsystem mit den Lymphgefässen als Leitungsbahnen ist neben dem Blutkreislauf das wichtigste Transportsystem im menschlichen Körper. Es ist auf den Transport von Nähr- und Abfallstoffen spezialisiert und entsorgt in den Lymphknoten auch Krankheitserreger wie Bakterien und Fremdkörper.
Lymphsystem, auch lymphatisches System	Das Lymphsystem hat verschiedene Möglichkeiten zu fliessen, und der Hauptmotor für die Lymphe ist die Muskelpumpe, und deshalb ist Bewegung die beste Pumpe für

	unser lymphatisches System. Ein Muskel kontrahiert und drückt Muskelgefäss zusammen und damit werden Lymphen im Körper produziert. Patienten mit Schwellungen in Füssen, Beinen rate ich oft (nebst Stützstrümpfen), sich viel zu bewegen, damit die lymphatische Pumpe startet.
Metastudie	In einer Metastudie werden keine neuen Studienergebnisse generiert, sondern jene aus anderen Studien zusammengezogen und womöglich neu interpretiert. Eine Meta-Meta-Studie ihrerseits ist noch einmal eine Stufe höher und zieht die Ergebnisse der Meta-Studien zusammen.
Motilität	Eigenbewegung
Musculus popliteus	Kniekehlenmuskel
Muskelsepten (Einz. Muskelseptum)	Ein Muskelseptum ist eine bindegewebige Faserschicht zwischen zwei Muskeln.
muskuloskelettal	Das muskuloskelettale System des Menschen umfasst die Gesamtheit der Skelettmuskulatur und seiner Zusatzeinrichtungen, die zur Bewegung eines Muskels auf makroskopischer Ebene führen.
myofaszial	Myofaszial: «die Muskeln und die Faszien betreffend»
Nervus radialis	Der Nervus radialis ist ein gemischt motorischer und sensibler Nerv des Arms, der aus dem Plexus brachialis entspringt und an der Innervation der Muskulatur von Ober- und Unterarm beteiligt ist.
neurologisch	Neurologisch bedeutet «die Neurologie betreffend» oder im erweiterten Sinne «das Nervensystem betreffend».
neurovaskulär	Neurovaskulär bedeutet «die Nerven und die Blutgefässe betreffend».
Parästhesie	Die Parästhesie bezeichnet eine unangenehme, aber primär nicht schmerzhafte Körperempfindung, die nicht durch adäquate Reize ausgelöst wird. Sie ist eine Form der Sensibilitätsstörung.
parietal	Parietal bedeutet «zur Wand eines Organes», «zur Leibeswand» oder «zum Os parietale gehörig».
Pathogenese	Die Pathogenese beschreibt die Entstehung einer physischen oder psychischen Erkrankung oder den Verlauf eines krankhaften Prozesses bis zu einer Erkrankung.

Pathologie	Krankheitsbild
Peristaltik	Peristaltik ist ein Bewegungsmuster von Hohlorganen (z.B. Darm, Ureter, Tuba uterina), das durch eine lokal synchronisierte Aktivität der glatten Muskelzellen entsteht. Charakteristisch für die Peristaltik sind wellenförmig verlaufende Kontraktions- und Entspannungsphasen der Längs- und Ringmuskulatur, die an die Bewegung von Regenwürmern erinnern. Das zugehörige Adjektiv ist peristaltisch.
Physiologie	Die Physiologie ist die Lehre, die sich mit den natürlichen Lebensvorgängen und den normalen biochemischen, vor allem aber biophysikalischen Funktionsweisen des Organismus beschäftigt.
Phytotherapie	Pflanzenheilkunde
Plantarfaszie	Die Plantarfaszie spannt als wichtigste Struktur das Fusslängsgewölbe auf und verläuft vom medialen Anteil der Ferse (Tuber calcanei) bis zu den unteren (plantaren) Anteilen der Mittelfussknochen und den Sehnenscheiden der Zehenbeuger. Die Faszie als solche ist eine bindegewebige, bandähnliche Struktur.
Plastizität	Als Plastizität wird die physikalische Eigenschaft eines Körpers bezeichnet, nach der Veränderung seiner Form oder Lage durch das Einwirken einer mechanischen Kraft in der angenommenen Form verbleiben zu können.
Plexus brachialis	Der Plexus brachialis ist ein Nervengeflecht des peripheren Nervensystems (PNS), das aus den anterioren Ästen (Rami) der Spinalnerven C5-C8 und Th1 gebildet wird. Aus ihm gehen Nerven für Arm, Schulter und Brust hervor.
Prävalenz	Die Prävalenz ist in der Epidemiologie und medizinischen Statistik eine Kennzahl zum Beispiel für die Krankheitshäufigkeit. Sie sagt aus, welcher Anteil der Menschen oder Tiere einer bestimmten Gruppe definierter Grösse zu einem bestimmten Zeitpunkt an einer bestimmten Krankheit erkrankt ist oder einen Risikofaktor aufweist (z.B. Diabetes-Prävalenz).
Prolaps	Unter einem Prolaps versteht man wörtlich einen Vorfall.
Propriozeptoren	Propriozeptoren sind Rezeptoren in unseren Bändern, Sehnen, Kapseln, Muskeln und Faszien, die wie Meldestationen laufend Meldungen an das Rückenmark oder

das Gehirn senden, zum Beispiel, wie wir im Raum stehen oder wie viel Spannung auf einem Muskel, einer Sehne oder einer Kapsel ist

radikulär — Radikulär bedeutet «die Wurzel (Radix) betreffend» oder «der Wurzel (z.B. Nervenwurzel) zugehörig» bzw. «durch diese verursacht (z.B. radikulärer Schmerz)».

Ramus cutaneus — Als Ramus cutaneus bezeichnet man in der Anatomie den epifaszialen Hautast eines Nerven, der ein spezifisches Hautareal sensibel versorgt.

Reflux — Als Reflux wird in der Medizin eine pathologische, gegen die physiologische Strömungsrichtung gerichtete Bewegung von Körperflüssigkeiten, z.B. Harn oder Magensaft, bezeichnet.

Retinacula (Einz. Retinaculum) — Unter einem Retinaculum versteht man in der Anatomie ein Halteband für Organe oder Gewebeschichten. Mithilfe von Retinacula werden z.B. Sehnen am Skelett fixiert, um deren Abhebung bzw. Verschiebung zu verhindern.

Ruptur — Mit dem Begriff Ruptur bezeichnet man in der Medizin den Riss einer Gewebsstruktur, z.B. eines Bandes, einer Sehne, eines Gefässes oder eines Muskels.

sakral — Sakral bedeutet «auf das Kreuzbein (Os sacrum) bezogen» bzw. «zum Kreuzbein gehörig».

Sarkopenie — Sarkopenie bezeichnet den mit fortschreitendem Alter zunehmenden Abbau von Muskelmasse und Muskelkraft und die damit einhergehenden funktionellen Einschränkungen des älteren Menschen. Bei Betroffenen führt dies zu einer Häufung von Stürzen und damit verbundenen Verletzungen.

Scheuermann — Die Scheuermann-Krankheit ist eine juvenile Verknöcherungsstörung der Wirbelsäule, v.a. der mittleren und unteren Brustwirbelsäule (knorpelige Randleistenapophysen), manchmal auch der oberen Lendenwirbelsäule.

Skalenuslücke — Die Skalenuslücke ist eine dreieckige Passage zwischen dem Musculus scalenus anterior und dem Musculus scalenus medius. Sie dient am Hals als Durchgang für Nerven und Blutgefässe.

Skoliose — Unter einer Skoliose versteht man eine Seitabweichung der Wirbelsäule von der Längsachse mit Rotation der Wirbelkörper um die Längsachse und Torsion der Wirbelkörper (Verschieben der Deck- und Grundplatten ge-

geneinander) – begleitet von strukturellen Verformungen der Wirbelkörper.

somato — den Bewegungsapparat betreffend

Sphinkter — Sphinkter ist in der Anatomie der Oberbegriff für alle Muskeln, die einen Verschluss – meist eines Hohlorgans – bewirken.

superfizial — oberflächlich

Tendinitis — Entzündung der Sehnen

Thoracic-outlet-Syndrom — Das Thoracic-outlet-Syndrom ist charakterisiert durch eine Kompression des Plexus brachialis und/oder der Arteria subclavia durch knöcherne, muskuläre und fibröse Strukturen der oberen Thoraxapertur. Man nimmt an, dass der Abstand zwischen Schlüsselbein und 1. Rippe zu klein ist.

Thorax — Als Thorax wird der aus den Brustwirbeln, Rippen und dem Sternum gebildete Brustkorb nebst anhängenden Muskeln, Bändern und Gelenken bezeichnet. Der Teil des Thorax, der aus Hartgewebe (Knochen) besteht, wird als knöcherner Thorax bezeichnet.

Tonus — Spannung (Muskeltonus = Muskelspannung)

Torticollis — Schiefhals

überdehnt — früher gebräuchlich zur Beschreibung eines Zustands zum Beispiel des Muskels, heute wird von Elastizitätsverlust gesprochen

□ Verkürzungen

□ verkürzt

vaskulär — Vaskulär bedeutet «die Blutgefässe betreffend» bzw. «die Gefässe betreffend».

verkürzt — früher gebräuchlich zur Beschreibung eines Zustands zum Beispiel des Muskels, heute wird von Elastizitätsverlust gesprochen

□ Verkürzungen

□ überdehnt

Verkürzungen — Heute spricht man nicht mehr von Verkürzungen, sondern von einem Elastizitätsverlust oder Verlust der Viskoelastizität. Wenn die Schultern nach vorne kommen, hat man früher gesagt, der Brustmuskel sei verkürzt und hinten sei es überdehnt. In der Zwischenzeit hat sich gezeigt, dass bei längerem Bestehen dieses Zustands nicht nur vorne ein Problem (Elastizitätsverlust) vorliegt, sondern auch hinten. Da die Begriffe «verkürzt» und «überdehnt» in der Literatur noch sehr weit verbreitet sind, erlaube ich mir, sie hin und wieder zu verwenden – im Wissen, dass damit immer ein Elastizitätsverlust im jeweiligen Gewebe gemeint ist.

viszeral	Viszeral bedeutet «die Eingeweide betreffend» oder «zu den Eingeweiden gehörend».
zervikal	den Hals oder den Halsteil eines Organs betreffend